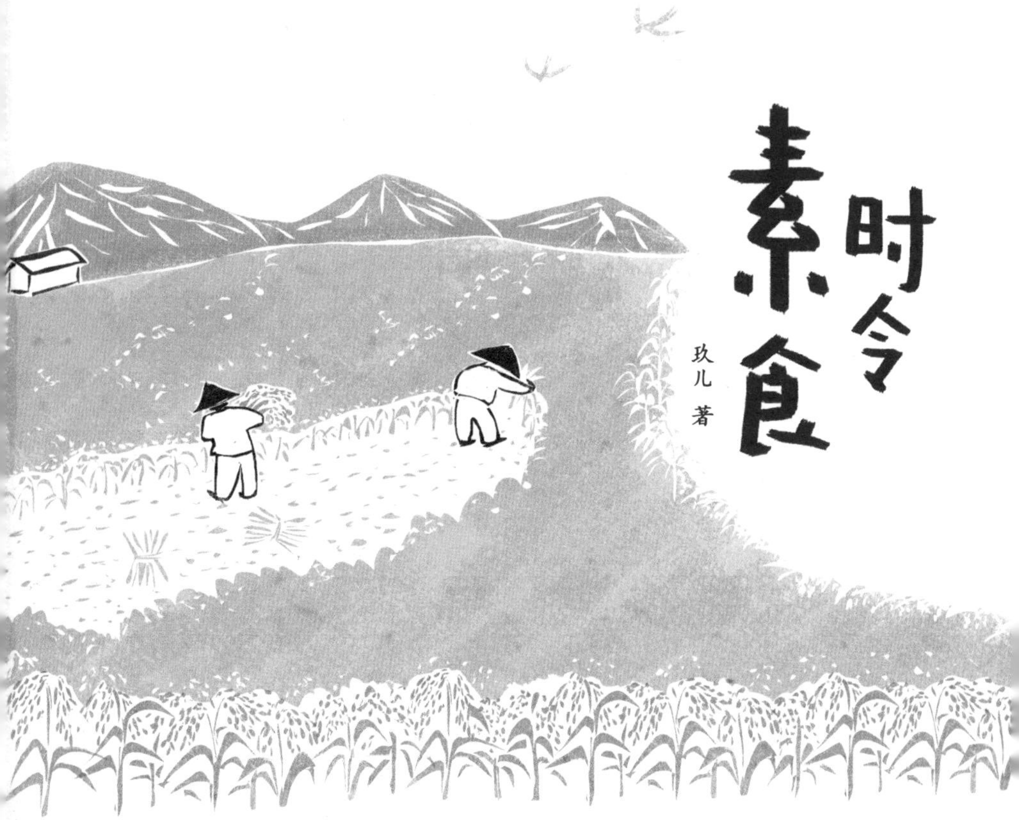

时令素食

玖儿 著

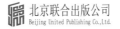

北京联合出版公司
Beijing United Publishing Co.,Ltd.

图书在版编目（CIP）数据

时令素食／玖儿著.—北京：北京联合出版公司，2015.9
ISBN 978-7-5502-5801-3

I.①时… Ⅱ.①玖… Ⅲ.①全素膳食－食物养生 Ⅳ.①R247.1

中国版本图书馆CIP数据核字（2015）第167918号

时令素食

选题策划：北京日知图书有限公司　责任编辑：昝亚会　徐秀琴
特约编辑：鹿　瑶　李琳琳　美术编辑：吴金周
封面设计：刘潇然　版式设计：罗　雷　阮剑锋

北京联合出版公司出版
（北京市西城区德外大街83号楼9层 100088）
北京艺堂印刷有限公司　新华书店经销
字数70千字　889毫米×1194毫米　1/32　7印张
2015年9月第1版　2015年9月第1次印刷
ISBN 978-7-5502-5801-3
定价：39.00元

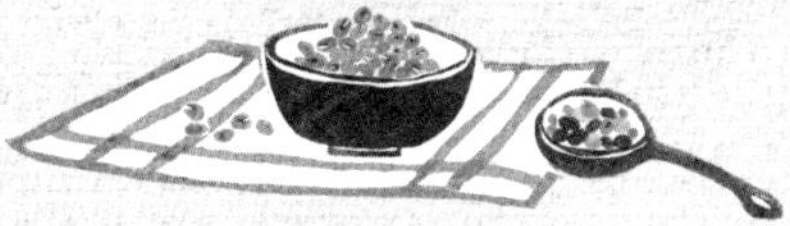

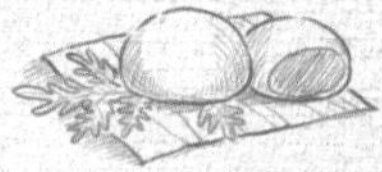

别辜负这自然的馈赠

记得小时候在老家，墙院外面探进来的榆树枝杈，一到春天，就会偷偷剪下来满枝的榆钱，一溜小跑到妈妈跟前，吵着要吃榆钱糊饼。已经很多年没吃到这应景的小吃食了，心里流淌的还是年幼的味道。

越年轻，对节气的熟知度就越差了，大概早已没了概念，也不知春天吃野菜，小满尝苦味了。遍地蔬菜大棚里是没有四季的，你种什么，它就给你收成什么，菜市场的大摊小贩上，摆着四季不变的蔬菜，生活富足了，韵味却也消失殆尽了。可是日子，还是依着咱们的节气时令慢慢过，才有味道。大自然里长着的东西，总是有灵性的，不然，秋风萧瑟，那菊花怎么就不怕，春寒料峭，那野菜怎么就拼了命的往上爬，这自然赐予的美味，实在不该辜负。

有时候不是不想，是已经忘记吧，只知道端午吃粽子，中秋来几块月饼，却早已不记得芒种煮点梅子，入伏吃碗凉面。浮躁的生活，的确越来越没了过日子该有的小情调，原来，我们不如古人会生活。

其实，只要愿意，总能抽出点时间。春天，一家老小，借着春游挖些野菜，做点小吃，于身体和心境，都是有益的。或者在夏季荷花正盛的时候，划船入水，采莲蓬，摘荷叶，最清爽的休闲方式，也有最应景的美味素食。

若吃素食，跟着节气是最好的了，蔬菜瓜果都是当季最新鲜的产物，我们的身体在这一时间也恰好需要这些蔬果的补养，若说的更俗气一些，当季的食物也往往是最便宜实惠的。像苋菜、荷叶、菊花这些东西，过了季也就寻不到了，大自然旁敲侧击送给我们的礼物，大概就是这应节气的素食了。

嘴里喝着自己家的梅子酒，耳中一直回响着爸爸教我时令歌的声音，不知不觉就回到了小时候：

春雨惊春清谷天，夏满芒夏暑相连。
秋处露秋寒霜降，冬雪雪冬小大寒。

目录

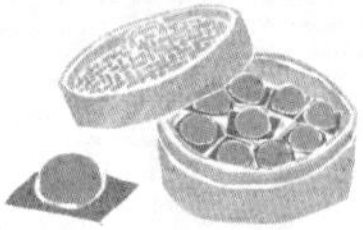

立春
- 始于3000年前的"迎春仪式" 10
- 红红火火过春节 10
- 热闹非凡鞭春牛 11
- 民俗美食小吃：
  "咬春"竟能解春困 12
  果丝炸春卷 13
- 时令素食菜谱：
  白萝卜雪梨汤 14
  薏米葱白粥 15

雨水
- 雨水不下雨，下秧没着落 18
- 元宵节，合家团圆赏春灯 18
- 拉保保，认爹爹 19
- 民俗美食小吃：
  与"龙"分不开的时令小吃 20
  龙须面 21
- 时令素食菜谱：
  木耳烧豆腐 22
  绿豆薏米南瓜汤 23
  #素食名店# 荷塘月色 24

惊蛰
- 不能随便响起的惊蛰雷声 28
- 二月二，龙抬头 28
- "打小人"，驱霉运 29
- 民俗美食小吃：
  驴打滚——压死害虫，人翻身 30
  驴打滚 31
- 时令素食菜谱：
  芥菜豆腐汤 32
  韭菜炒卤藕 33

春分
- 春分祭日，国之大典 36
- 汉族最美的传统节日——花朝节 36
- 春分饮春酒，活到九十九 37
- 民俗美食小吃：
  采春菜，煮春汤 38
  春菜粥 39
- 时令素食菜谱：
  油焖春笋 40
  韭菜粥 41
  #素食名店# 京兆尹 42

清明
- 介子推的传说 46
- 让人分不清楚的寒食节和清明节 47
- 扫墓踏青，插柳植树 47
- 民俗美食小吃：
  清明缘何吃"青团" 48
  翡翠青团子 49
- 时令素食菜谱：
  凉拌双笋 50
  青苹果芦荟羹 51

谷雨
- 心系百姓，谷雨漫天 54
- 雨生百谷，耕种好时节 54
- 谷雨时节民俗多，禁蝎赏花忙不停 55
- 民俗美食小吃：
  雨前香椿嫩如丝 56
  香椿拌豆腐 57
- 时令素食菜谱：
  双茄片 58
  清炒豌豆苗 59
  #素食名店# 静莲斋 60

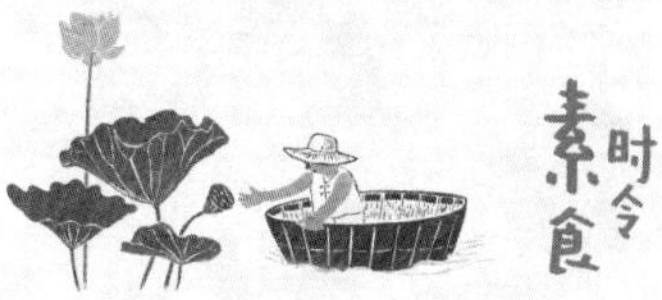

立夏

- 古代帝王一身红衣迎立夏 64
- 立夏胸挂蛋，孩子不疰夏 65
- **民俗美食小吃：**

形形色色“五色饭” 66

养生五色饭 67

- **时令素食菜谱：**

酥芽豆 68

炒苋菜 69

小满

- 小满不满，干断田坎 72
- 小满是蚕神诞生日 72
- 小满动三车，水车、油车和纺车 73
- **民俗美食小吃：**

嚼一嚼苦菜香，尝一尝小满味 74

清凉苦瓜 75

- **时令素食菜谱：**

丝瓜炒蚕豆 76

清炒蒜蓉四蔬 77

#素食名店# 木鱼的缘 78

芒种

- 芒种芒种，样样都种 83
- 中国人的端午节 83
- 芒种煮梅，风雅一夏 83
- **民俗美食小吃：**

青梅煮酒论英雄 84

青梅汤 85

- **时令素食菜谱：**

蒜蓉空心菜 86

辣炒茼蒿 87

夏至

- 夏至到，数着伏天过日子 90
- 诗情画意的观莲节 91
- **民俗美食小吃：**

冬至混沌夏至面 92

入伏凉面 93

- **时令素食菜谱：**

杏仁拌豌豆 94

素炒西葫芦 95

#素食名店# 素虎 96

小暑

- 小暑大暑，上蒸下煮 101
- 六月六，天贶节 101
- 小暑时节关于风的忌讳 101
- **民俗美食小吃：**

伏羊一碗汤，不用开药方 102

芪桂素羊肉汤 103

- **时令素食菜谱：**

卤水毛豆 104

干煸茭白 105

大暑

- 骄阳似火热难耐 108
- 大暑至，趁着新月品荔枝 109
- 冬病夏治，注意养生 109
- **民俗美食小吃：**

一只嫩鸡好度夏 110

清炖素鸡块 111

- **时令素食菜谱：**

桂花南瓜粥 112

梨子凉拌苦瓜 113

#素食名店# 大蔬无界 114

Contents

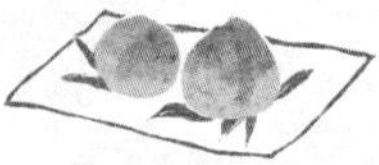

立秋

- 宫廷里流传的古老迎秋仪式 118
- 中国的情人节——七夕 118
- 民俗美食小吃：

贴贴秋膘，啃啃秋桃 120

酿桃酱 121

- 时令素食菜谱：

竹荪柳菇煲丝瓜 122

香辣茄条 123

处暑

- 七月八月看巧云 127
- 三大鬼节之一的中元节 127
- 处暑时节，春捂秋冻 127
- 民俗美食小吃：

清心润肺，赶走秋老虎 128

西芹鸭丝 129

- 时令素食菜谱：

味噌茄段 130

高汤冬瓜 131

#素食名店# 功德林 132

白露

- 既是收获又是播种的好时节 136
- 丰富多彩的白露民俗 136
- 民俗美食小吃：

饮一口白露酒，品一味番薯香 138

腌红薯条 139

- 时令素食菜谱：

炒土豆 140

胡萝卜拌土豆丝 141

秋分

- 庄严的秋分祭祀仪式 144
- 八月十五合家团圆 145
- 民俗美食小吃：

粘住雀儿嘴，来年收成满 146

荠菜汤圆 147

- 时令素食菜谱：

山药薏米粥 148

木瓜泡菜 149

#素食名店# 新素代 150

寒露

- 寒露不摘棉，霜打莫怨天 154
- 岁岁重阳，黄花分外香 155
- 民俗美食小吃：

赏菊、饮菊、食菊 156

菊花蒸茄子 157

- 时令素食菜谱：

栗子白菜 158

菊花茶粥 159

霜降

- 浓霜猛太阳 162
- 霜降利百草，霜冻杀百草 162
- 古老的“十月朝”祭祖节 163
- 民俗美食小吃：

霜降吃灯柿，不会流鼻涕 164

自制柿饼 165

- 时令素食菜谱：

糖醋藕片 166

荸荠木耳汤 167

#素食名店# 玉佛寺素斋 168

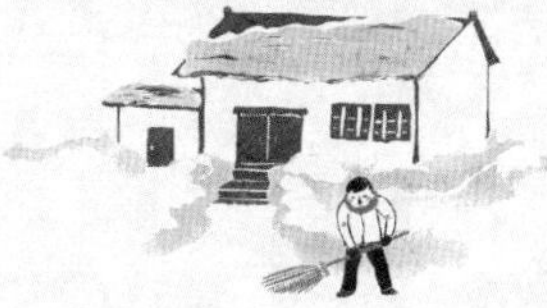

立冬

- 一年中最后一个“四立”大节 172
- 立冬无雨一冬晴 173
- 三九补一冬，来年无病痛 173
- 民俗美食小吃：

立冬补冬，补嘴空 174

家常烧素鸭 175

- 时令素食菜谱：

青菜钵 176

香菇烧菜花 177

小雪

- 地寒未甚“米雪”至 180
- 北方修果树，南方种小麦 181
- 寒菜、炒糯米，一个都不能少 181
- 民俗美食小吃：

十月朝，糍粑禄禄烧 182

浓香糍粑 183

- 时令素食菜谱：

柿饼粥 184

香干拌芹菜叶 185

#素食名店# 枣子树 186

大雪

- 大雪美景，银装素裹 190
- 小雪腌菜，大雪腌肉 190
- 小雪封地，大雪封河 191
- 民俗美食小吃：

大雪兆丰年，进补需有度 192

山药人参果 193

- 时令素食菜谱：

什锦蘑菇汤 194

腌笋干 195

冬至

- 安身静体的冬至节 199
- 冬至美食各不同 199
- 民俗美食小吃：

冬至吃水饺，耳朵冻不掉 200

素馅饺子 201

- 时令素食菜谱：

姜汁蜜 202

菠菜拌豆干 203

#素食名店# 云来居 204

小寒

- 腊月里的小寒 208
- 历史悠久的腊八节 208
- 小寒天气热，大寒冷莫说 209
- 民俗美食小吃：

腊月八日粥，八宝美调和 210

腊八粥 211

- 时令素食菜谱：

砂锅炖白菜豆腐 212

胡萝卜拌粉丝 213

大寒

- 过了大寒，又是一年 217
- 瑞雪兆丰年的来历 217
- 民俗美食小吃：

丰富多彩的大寒美食 218

糯米红枣饭 219

- 时令素食菜谱：

生地黄粥 220

胡萝卜煮香菇 221

#素食名店# 禅悦心语素食家 222

立春

公历二月二日至五日

〔贰月〕

02-05

立春，是二十四节气之首，又称打春，『立』是开始的意思，中国以立春为春季的开始。

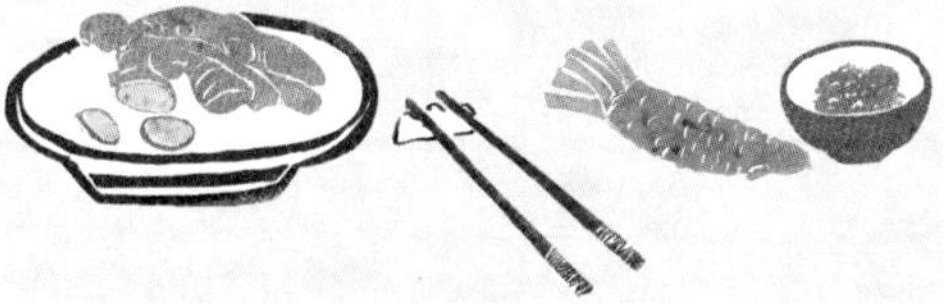

立春节气的饮食原则

多吃青绿色蔬菜：饮食调养应从进食清爽绿色蔬菜、提升阳气出发，进而达到调养身体的目的。可适当多吃辛甘的蔬菜，如大葱、香菜、韭菜、芹菜、豌豆等。胡萝卜、花椰菜、白菜及青椒等新鲜蔬菜也有提升阳气之效，可多吃。

春季常吃芽菜：春季最常见的生发性食物莫过于芽菜，芽菜在古代被称为『种生』，常见的有豆芽、香椿芽、姜芽等。春季如果人体的阳气发散不出来，可借助这些嫩芽的力量来帮助发散。

萝卜是常见的生发食物：萝卜古代称芦菔，有诗云：『芦菔根尚含晓露，秋来霜雪满东园，芦菔生儿芥有孙。』旧时药典认为，萝卜根叶无论生熟皆可当菜当饭而食，有很大的药用价值。常食萝卜不但可解春困，还有助于软化血管、降血脂、稳血压，可解酒、理气等，具有营养、健身、祛病之功。

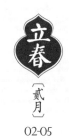

立春

〔贰月〕

02-05

◆立春气候

立春期间，气温、日照、降雨，开始趋于上升、增多。但立春是从天文上来划分的，而在自然界春天的序幕还没有真正地拉开。

◆立春三候

一候东风解冻，二候蛰虫始振，三候鱼陟负冰。

始于3000年前的“迎春仪式”

立春，古时视为春天的开始，在《月令七十二候集解》中曾提到“正月节，立，始建也。”虽然现代人对立春并没有特殊的重视，但在古代，立春却是个十分重要的节气。在立春这一天举行纪念活动的历史可以追溯到3000年前。从周代直至清末民初，官家都把立春作为重要节日，举行各种迎春的庆祝活动和祭祀仪式，并形成了一套程式，世代相传。

红红火火过春节

离立春最近的农历节日是春节。春节俗称“过年”，是我国最隆重、最重要的传统节日。

春节的传统习俗非常多，下面就为大家介绍几种我国各地区普遍都有的习俗。

贴春联、福字：春联又叫对联、春贴；福字可正贴和倒贴，都寓意喜气祥和，用来祈求来年好运。

分岁、守岁：分岁是指大年三十除夕夜，全家人聚在一起吃团圆饭；守岁则是指除夕夜一夜不睡，以辞旧岁。

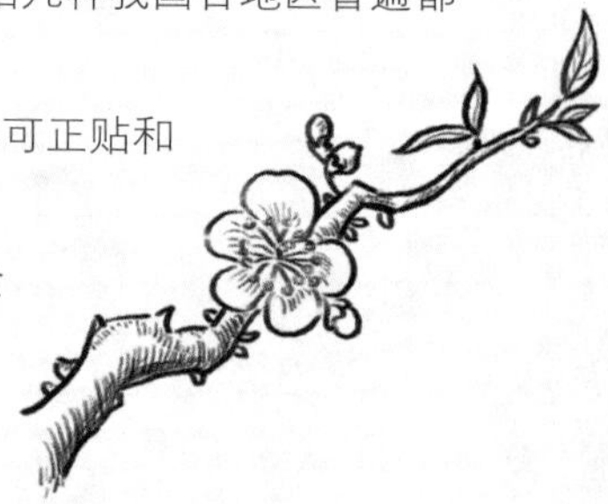

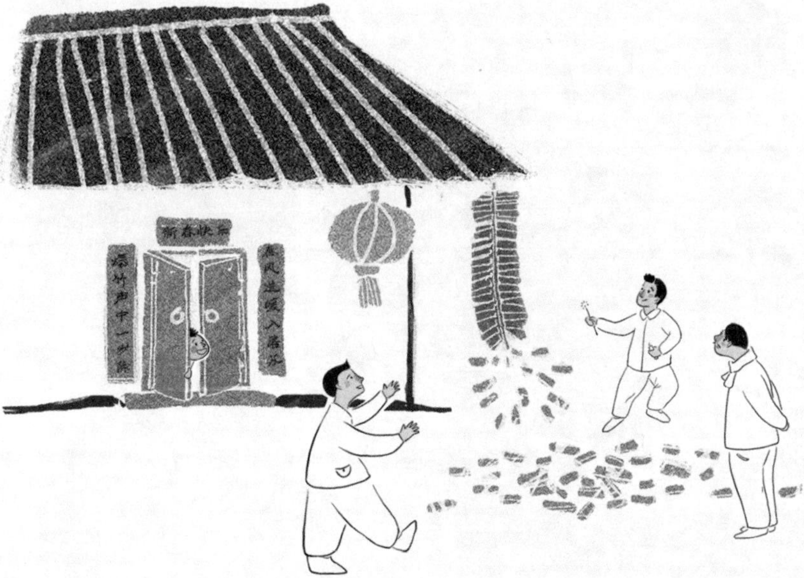

压岁钱：古人认为将铜钱穿成串给小孩挂在胸前，有驱邪压鬼的功效。邪鬼称为“祟”，所以“压祟”便逐渐演变成“压岁”。不过如今铜钱、红线已经被纸币和红包所取代，失去了驱邪的意义，更多的是祝福小孩健康成长。

放爆竹：春节到来之际，家家户户早上起来第一件事便是放鞭炮，以求辞旧迎新、万事如意。

拜年：大年初一，百姓穿上新衣，拿上礼品，走街串巷，拜访亲朋好友，互祝新年大吉大利。

热闹非凡鞭春牛

相传“周公始制立春土牛”，并从此相传成俗。我国自古是农业大国，非常重视农业生产，而牛又是农业生产力的象征，因此用土做成牛，在立春当天，用鞭子鞭打，把土牛抽打得越碎越好，以表示人们对春天的喜爱和对来年丰收的期盼。春牛抽碎后，百姓会争相抢拿春牛的土块，称为“抢春”，将土块放在自家牲口圈里，有象征槽头兴旺的意思。

小吃

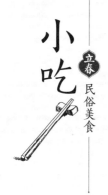

立春

民俗美食

“咬春”竟能解春困

我国自古便有在立春之日吃春饼、春卷，嚼萝卜的习俗。相传从晋代开始，在宫廷官僚之间便流行在立春之日互相赠送“五辛盘”。五辛泛指用辛辣蔬菜做的拼盘，常用的食材有葱、姜、蒜、芥、椒。五辛盘中除了五种辛辣蔬菜，还有春饼，用春饼卷着五种辛辣食材食用，能杀菌祛寒、提神解春困。随着时间的流逝，春饼这一形式流传了下来，而包裹在春饼里的蔬菜也变得丰富多彩。

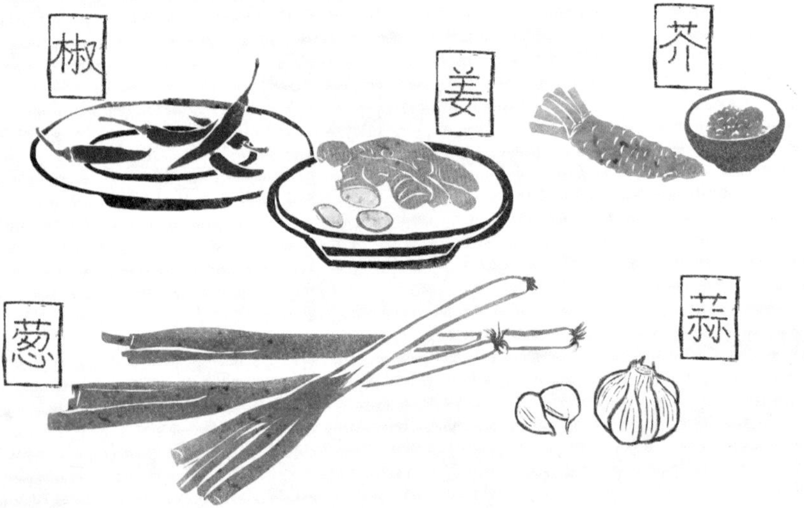

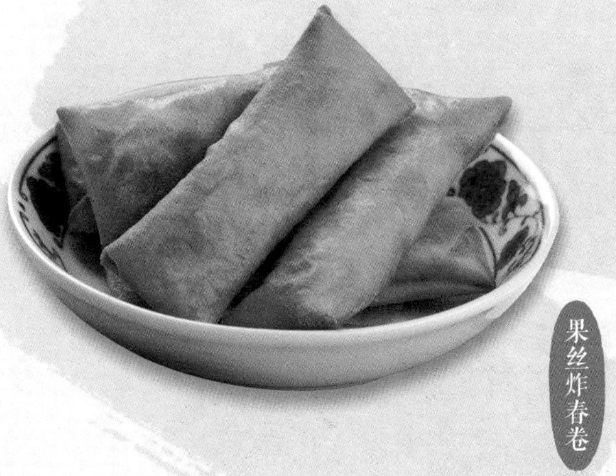

果丝炸春卷

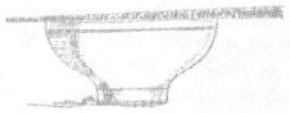

材料/面粉200克，苹果、梨、黄桃、山楂各100克，春卷皮适量。

调料/白糖、植物油、卡夫奇妙酱各适量。

做法

1. 将苹果、梨、黄桃、山楂分别洗净，去皮、核，切成丝，加入白糖腌渍30分钟，沥水，加入卡夫奇妙酱拌匀成水果馅；面粉用水和成面糊。

2. 用春卷皮将水果馅包成春饼生坯，用面糊封口；将包好的春饼生坯放入油锅内炸成金黄色即可。

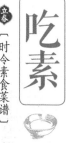

菜市场采购手记

萝卜：俗语有云『萝卜上市，医生没事』。立春时节，天气时暖时寒，极易患感冒，常吃萝卜可以有效提高免疫力，预防感冒。

葱：农历正月生长出来的葱是味道最好的。初春时节，感冒、腹泻、咽喉肿痛都是常见的疾病，多吃正月葱可以帮助有效预防春季常见的呼吸道感染类疾病。

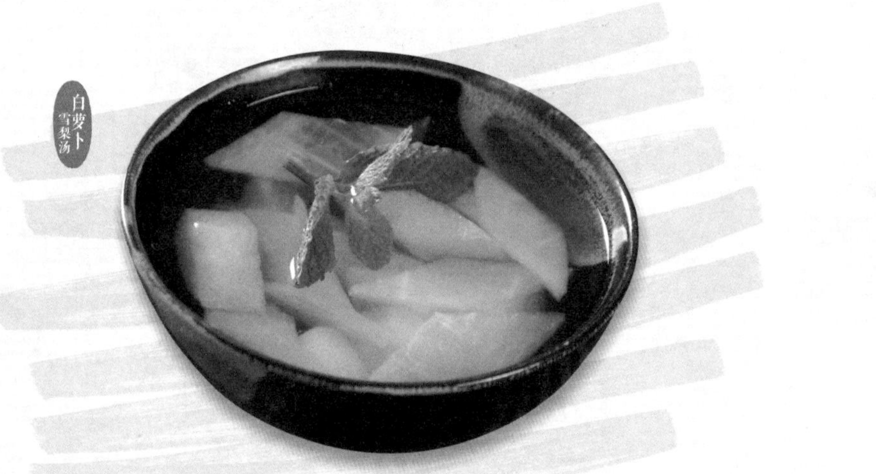

白萝卜雪梨汤

材料/白萝卜、雪梨各1个。
调料/白胡椒7粒，蜂蜜15克。

做法

1. 将白萝卜洗净，切成小片；梨洗净去核，切块。

2. 将白萝卜片、雪梨块、白胡椒、蜂蜜一同放入碗内，入锅隔水蒸15分钟至熟。

3. 将蒸好的上述食物用勺子盛出，吃萝卜、雪梨，饮汤即可。

薏米葱白粥

材料/薏米50克、葱白4根、薄荷10克、牛蒡根30克、淡豆豉10克。

做法

1. 将薏米用清水清洗干净，放一容器里备用。

2. 取一干净的砂锅，将葱白、薄荷、豆豉、牛蒡根放在砂锅里，加入适量水泡20分钟左右，去渣取汁备用。

3. 在药汁中加入薏米，煮成粥即可。

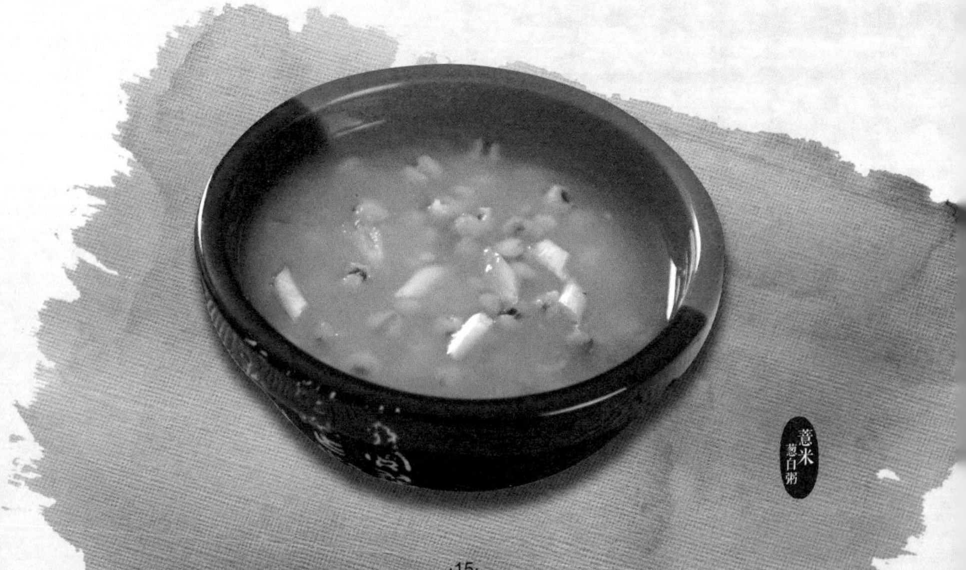

雨水

公历二月十八日至二十日

〔贰月〕

18–20

东风解冻，冰雪散而为水，化而为雨，故名雨水。

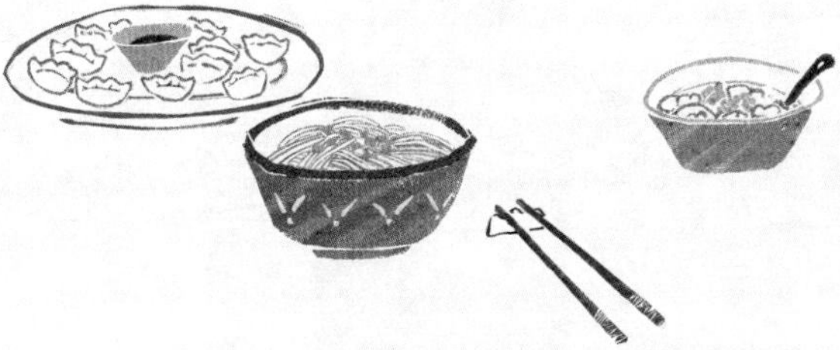

雨水节气的饮食原则

多吃蔬菜瓜果，补充水分：春季气候逐渐转暖，早晚温差较大，风邪渐增，风干物燥，常会出现皮肤脱皮敏感、口舌干燥、嘴唇干裂等现象，应多吃新鲜蔬菜、多汁水果，以补充人体所需的水分。

少吃油腻：万物当春乃发生，春季也是阳气渐旺的时候，应少吃油腻食物，可多食红枣、怀山药、莲子、韭菜、菠菜、柑橘、蜂蜜、甘蔗等，补气壮阳，以免阳气过多外泄，无法蕴化于体内。若肝木生发过度，则会使脾胃受到损失，这也是为何春季肠胃多病的原因。

食疗以汤粥为主：雨水时节，北方地区食疗以粥为好，莲子粥、怀山粥、红枣粥都是不错的选择。唐代药王孙思邈说『春时宜食粥』，这提醒我们在春季应该多喝一些粥。粥以米为主，以水为辅，水米交融，不仅香甜可口，便于吸收，还能补脾养胃、去浊生清。加入一些药材后，更是能治疗一些慢性病，对身体有很好的滋补作用。

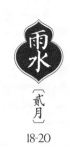

雨水

〔贰月〕

18-20

◆雨水气候

雨水表示两层意思，一是天气回暖，降水量逐渐增多了；二是在降水形式上，雪渐少了，雨渐多了。

◆雨水三候

一候獭祭鱼，二候鸿雁来，三候草木萌动。

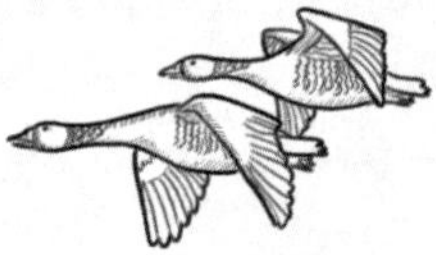

雨水不下雨，下秧没着落

古时候，农业发展要看天吃饭，天气大旱就会直接影响收成，让百姓生活艰苦。于是农民们对雨水这一天十分重视，并且衍生出了很多忌讳。春天，绵绵细雨，润泽万物，象征着丰收，如果雨水当天不下雨，就是一大忌，预示着一整年的收成都会惨淡。另外还有古语道：“獭不祭鱼，国多盗贼。”意思是雨水当天，水面还结着冰，水獭无法下河捕鱼。说明岁时不好，庄稼收成也会因此受到影响，百姓生活困苦，自然盗贼横生。

元宵节，合家团圆赏春灯

元宵节又称为“春灯节”、“上元节”，起源于西汉。元宵节定在正月十五这一天是为了庆祝一年中第一个月圆之夜，因此元宵节也被称作“小正月”。

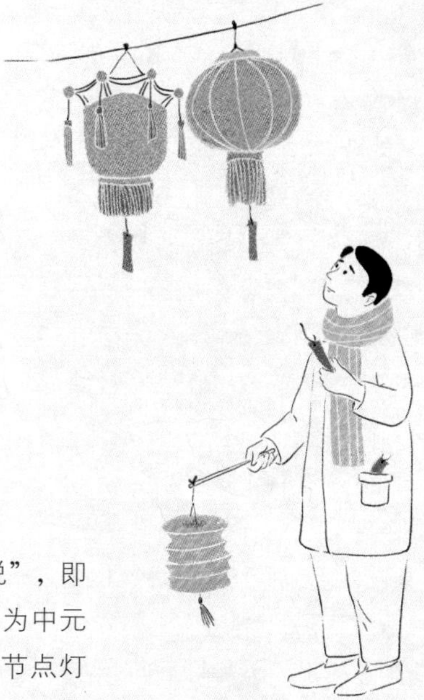

点灯赏灯：道教中有“三元说”，即正月十五日为上元节，七月十五日为中元节，十月十五日为下元节。而元宵节点灯的习俗正是来源于此。因为道教认为主管上、中、下三元的分别为天、地、人三官，正月十五这天是天官主管的上元节，因此为了让天官高兴，故上元节要燃灯庆祝。

猜灯谜：南宋时期，文人墨客聚集，有人在上元节这一天，将谜语写于纸条贴在花灯上，用“灯谜”这一特殊的民族文学形式增加上元节的喜庆气氛。

吃元宵：元宵最早叫“浮元子”，生意人还美其名曰“元宝”。元宵以白糖、玫瑰、芝麻、豆沙、枣泥等为馅，用糯米粉包成圆形。可汤煮、油炸、蒸食，有团圆美满之意。

拉保保，认爹爹

在我国川西一带，雨水这天有个非常有趣的民俗，就是带着孩子“认干爹”。在雨水节认干爹有“雨露滋润易生长”的意思，让孩子认一个身体强健的人做干爹，可以借助干爹的福气使孩子免于疾病灾祸。如果想让孩子长大之后有学识，就认文人做干爹，如果想让孩子身体强健就认强壮的人做干爹。该习俗传承多年，后更名为“拉保保”。

小吃

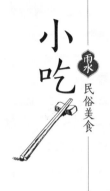

雨水

民俗美食

与“龙”分不开的时令小吃

雨水的最后几天里，百姓常会吃一些和“龙”有关的吃食，以纪念大旱中因悯农降雨而被罚压在山下的天龙。不同地区在雨水前后喜欢吃的食品也不同。比较常见的雨水小吃有面条、春饼、爆玉米花、猪头肉等，百姓喜欢把食品名称中加上“龙”的头衔，如吃水饺叫吃“龙耳”，吃春饼叫吃“龙鳞”，吃面条叫吃“龙须”，吃米饭叫吃“龙子”，吃馄饨叫吃“龙眼”。

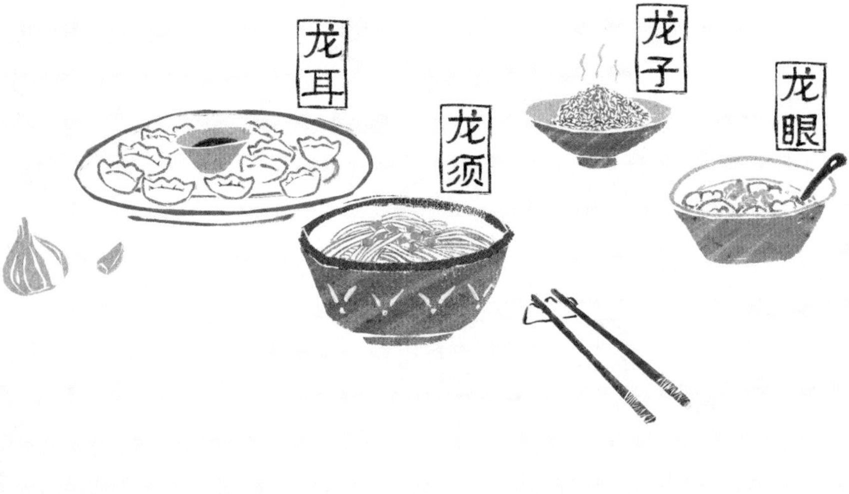

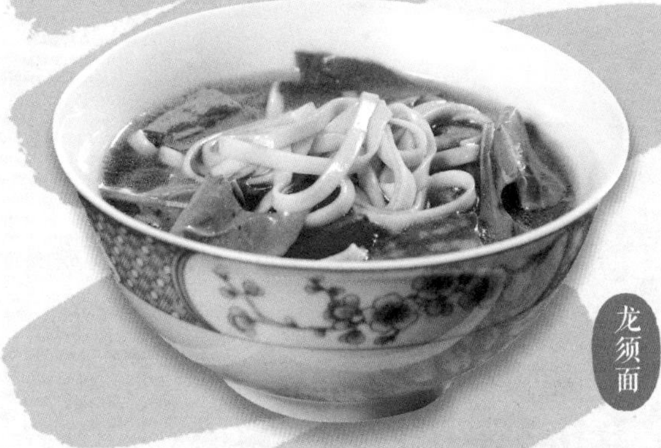

龙须面

龙须面

材料／番茄1个、细面条200克、菠菜少许。

调料／葱花、盐、酱油、植物油各适量。

做法•

1. 将番茄洗净，切成小片；菠菜洗净，切段。

2. 锅内倒油加热，将葱花煸香，放入番茄片翻炒均匀，加水烧沸。

3. 将面条下锅内，搅散，放菠菜段，待煮沸后加盐、酱油调味即可。

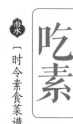

菜市场采购手记

薏米：雨水时节，降雨增多，湿气也随之增大，这时就要多吃一些能帮助身体除湿气的食物，薏米就是不错的选择。薏米不仅具有滋补除湿的功效，而且还是一种很好抗癌剂。

木耳：中医认为春季应注意清肺和排毒，而木耳正是一种非常好的排毒食材。木耳排毒清胃的功效很好。

木耳烧豆腐

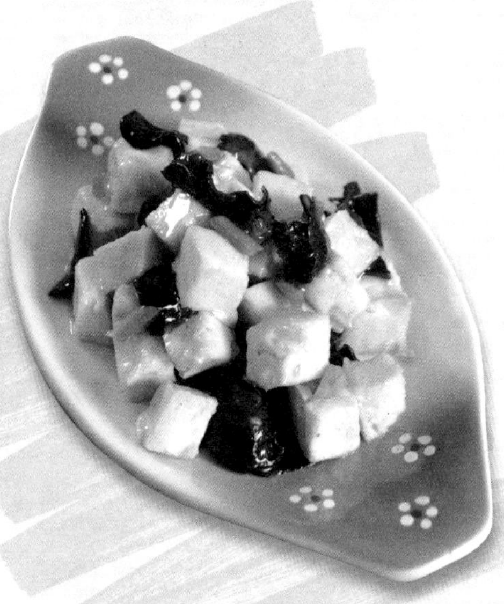

木耳烧豆腐

材料/水发黑木耳100克、豆腐200克。

调料/葱段、蒜片各15克，花椒1克，辣椒3克，植物油适量。

做法

1. 豆腐洗净，切成块，入沸水中焯5分钟，盛出沥水备用。

2. 将锅烧热，放植物油烧至六成热时，下豆腐块，煎几分钟，再下木耳翻炒，最后下辣椒、花椒、葱段、蒜片，炒匀即可。

绿豆薏米南瓜汤

材料/绿豆、薏米各50克，老南瓜500克。
调料/盐3克。

做法

1. 薏米洗净，提前浸泡1-2小时；绿豆洗净，加盐拌匀，略腌一会儿。

2. 老南瓜去皮，抠去瓤，洗净，切成2厘米见方的块。

3. 锅内加水约50毫升，先下绿豆、薏米，置大火上煮沸约2分钟，加水再煮。

4. 将南瓜块下入锅中，盖上锅盖，小火煮半小时，到绿豆开花即可。

功用解析：

绿豆具有清热解毒、消暑利尿之功效。

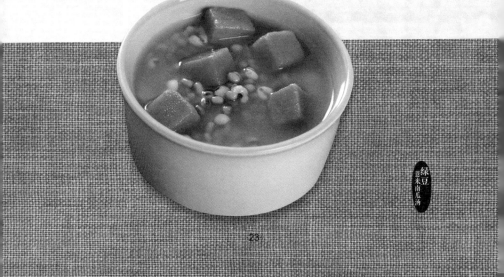

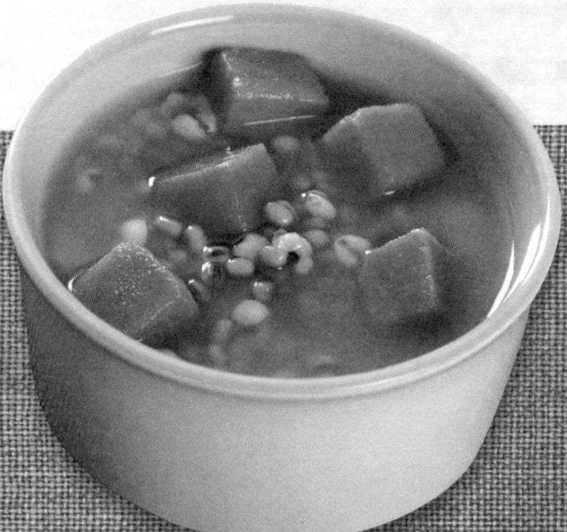

绿豆薏米南瓜汤

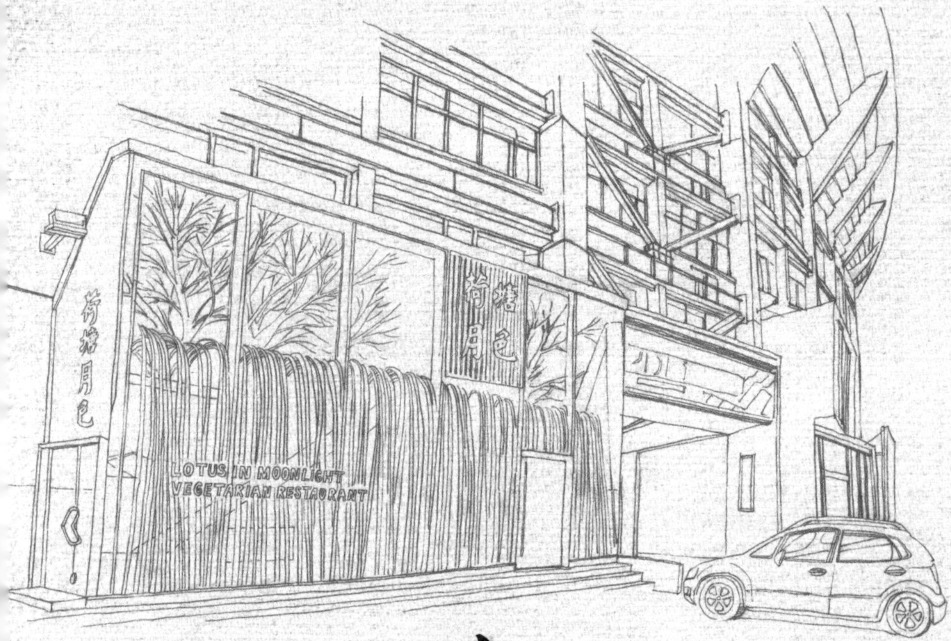

荷塘月色

“荷塘月色”是北京一家已经有十多年历史的素食店。这家素食店的最大特色是既秉承了具有中国悠久历史特色的素食文化和养生精髓，同时又融合了最新、最时尚的欧美素食的清新自然风格，可谓是一家中西合璧、历史与时尚共存的新派素食店。荷塘月色中的菜品一直坚持原创，以无蛋、无味精、无色素的高品质，受到众多素食爱好者的喜爱。

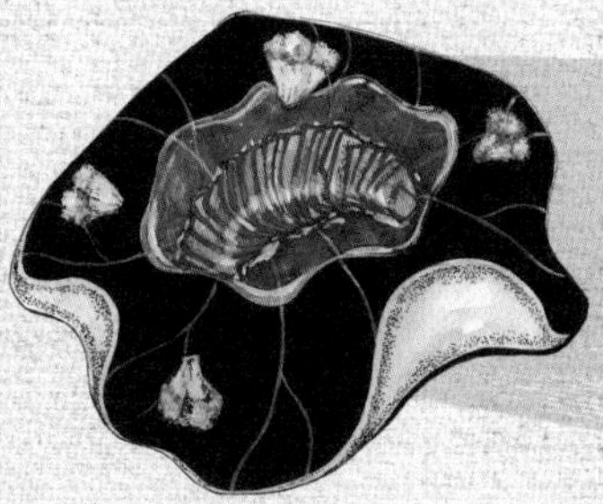

荷塘月色

剪一段时光在月色中荡漾，谈一首小荷琴音落在身旁。吃素实为品一种境界，远离繁华喧嚣，留下淡淡荷香，只求遇事无争，清净不染。

店

工体店

北京市朝阳区工体北路8号工人体育场东门

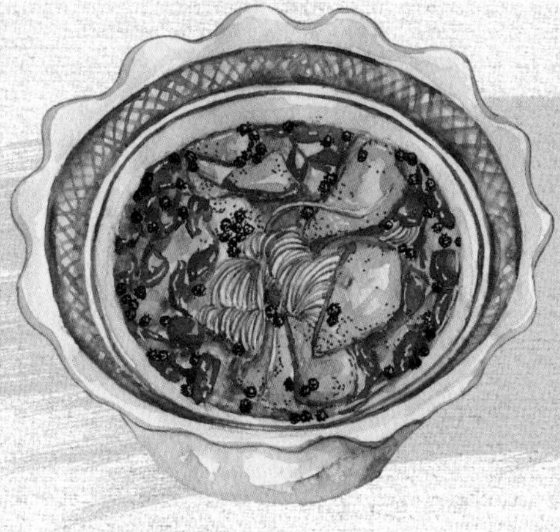

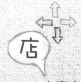

水煮三国

纵然风起云涌，即使战火纷飞，淡然笑看烽火连天，在水中的涟漪里找寻远方的家乡，只要心中有希望和勇敢，明日便是满满艳阳天。

店

左家庄店

北京市左家庄西街柳芳南里12号楼（豪成大厦十字路口向西400米）

惊蛰

公历三月五日至七日

【叁月】

05–07

万物出乎震，震为雷，古曰惊蛰。

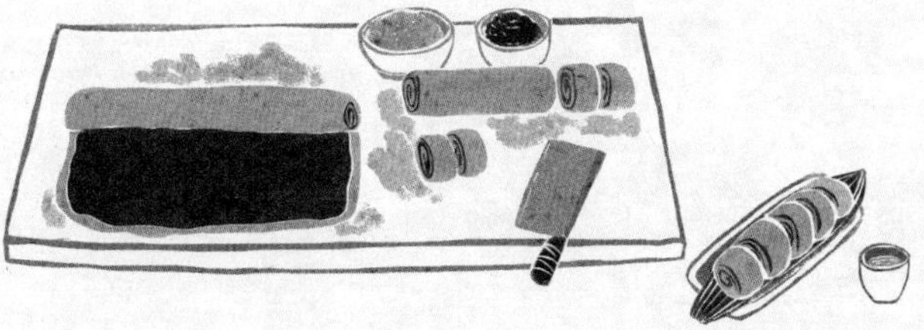

惊蛰节气的饮食原则

宜清淡饮食：惊蛰的饮食原则是培阴固阳，多吃清淡食物，再适当选用一些可以补正益气的食疗粥来增强体质，配以补品调养自身，有利于增强免疫力。

应适当多吃温热食物：虽然冬季已经过去，但仍有余寒未清，人体内的阳气已经苏醒，开始生发、壮盛，此时可以吃些温补的食物御寒助阳。例如韭菜、大蒜、洋葱、魔芋、香菜、生姜、葱，这些蔬菜性温、味辛，可以驱散风寒，还能抑制随着春暖而蠢蠢欲动的病菌。

应适当多吃甘味食物：甘味对补脾气有益，脾脏强健，同样可以辅助肝气。甘味食物具有滋养补脾、润燥补气血、解毒及缓解肌肉紧张作用，有助于脾的运化作用。性温味甘的食物有：谷类如糯米、黑米、高粱、燕麦；蔬果类如南瓜、扁豆、红枣、桂圆、核桃、栗子。

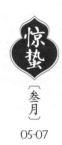

惊蛰

〔叁月〕

05-07

◆惊蛰气候

惊蛰，是说这时天气转暖，渐有春雷，动物入冬藏伏土中，不饮不食，称为『蛰』，而惊蛰即上天打雷惊醒蛰居动物的日子。

◆惊蛰三候

一候桃始华，二候仓庚（黄鹂）鸣，三候鹰化为鸠。

不能随便响起的惊蛰雷声

惊蛰的字面意思不难理解，即是天气回暖，春雷阵阵，惊醒了蛰伏于地下的蛇虫鼠蚁。但惊蛰前后打不打雷，却大有讲究。江苏一带认为如果惊蛰之前就有响雷出现，意味着这一年是凶年，庄家收成不好；湖北、贵州一带则认为如果惊蛰当天打雷，预示着夏季毒虫会增多。若惊蛰之后打雷，则象征着年景大好，五谷丰登。

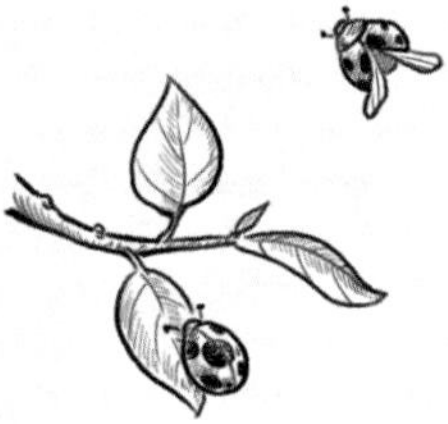

二月二，龙抬头

相传农历二月初二，天气转暖，连天上的神龙也渐渐苏醒，故称为“龙抬头”。因为人们自古对龙的崇拜，二月二这一天就成了百姓非常重视的节日。

民间在这一天有很多忌讳，有的地方主张二月二这天不能剃头，更有谚语称：“二月二剃头死舅舅”，有的地方则主张二月二要剃头；另外二月二这天还有女性不能动针线，以免伤了“龙睛”、男人不能从井里挑水，否则会触动“龙头”等忌讳。

引龙回：从水井到灶脚，沿途撒上石灰，让石灰看起来像一条弯曲入室的龙，寓意着龙入家门，吉星高照，财运亨通。

敲财：敲财是山东一带的习俗，二月二当日的晚饭后，大人会给孩子准备小木棍，让孩子挨家挨户敲门框，边敲边唱：“二月二，敲门框，金子银子往家扛。”孩子的声音此起彼伏，好不热闹。

“打小人”，驱霉运

春雷阵阵，唤醒了沉睡的昆虫，百姓家中蚊虫鼠蚁逐渐多了起来，于是人们便会在家中点燃艾草，驱除毒虫，这也是“打小人”习俗的前身。后来这一习俗逐渐演化成祈福新的一年不遇到小人，事事顺心的仪式。

“打小人”时，以纸偶等为象征物，用鞋子拍打纸偶，口中念念有词：“打你个小人头，打到你有气无定抖，打到你食亲野都呕。”此处说的是粤语，打小人的习俗在香江格外盛行。

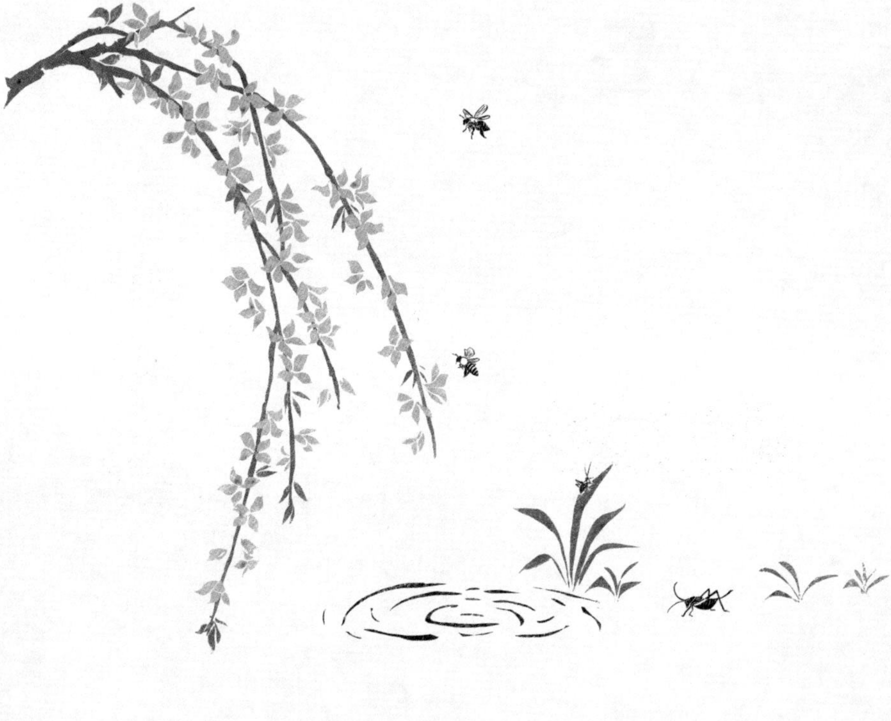

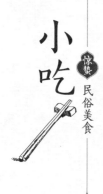

驴打滚——压死害虫，人翻身

驴打滚是一种豆面年糕，是北京非常有名的传统清真风味小吃。惊蛰期间，天气回暖，百虫复苏，人们吃驴打滚，寓意着用黏黏的驴打滚粘压害虫，使得农业丰收。另外这一季节，温度适宜，相较于寒冷的冬季，驴打滚的口感更佳。因此，在老北京的习俗中便有了惊蛰期间吃驴打滚的习惯。

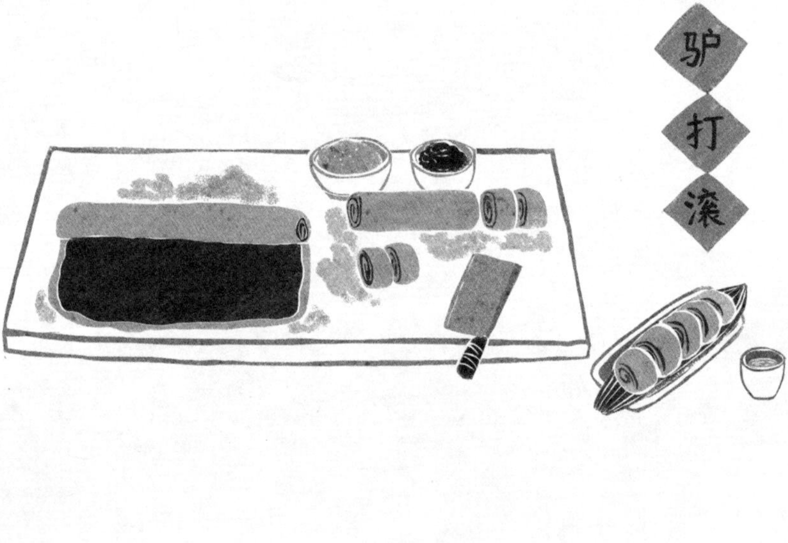

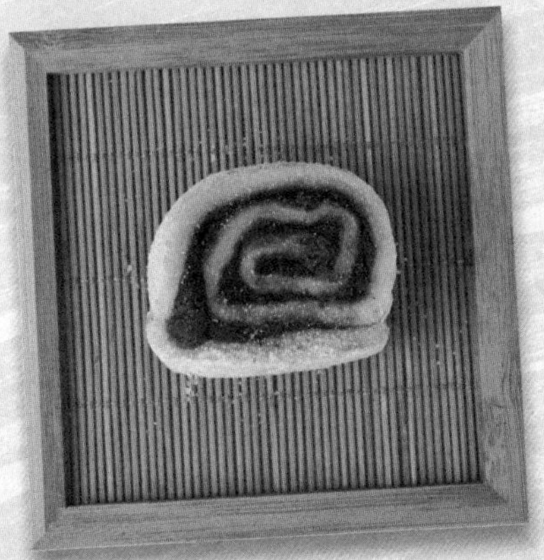

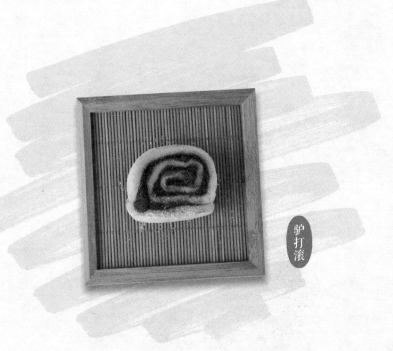

驴打滚

驴打滚

材料/糯米粉100克、豆馅750克、黄豆粉150克。

调料/白糖水150克、桂花5克。

做法

1. 糯米粉用水和成面团，蒸锅加水烧沸，笼上铺湿布，将和好的面团放在蒸布上，盖上锅盖，上笼大火蒸40分钟。

2. 黄豆粉炒熟；白糖水、桂花兑成糖桂花汁。

3. 将蒸好的糯米糕裹上黄豆粉，擀成片，抹上豆馅，卷成筒形，再切成小块，浇上糖桂花汁即可。

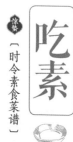

菜市场采购手记

芥菜：春季吃芥菜的传统在我国已经流传千年，自古便有『到了三月三，芥菜当灵丹』的说法。芥菜是一种很有营养的野菜，具有降压、清热、解毒的功效。

豆腐：一直被称作『植物肉』的豆腐中，不饱和脂肪酸的含量非常高，并且不含有胆固醇。另外豆腐还是补钙的上佳食材。

荠菜豆腐汤

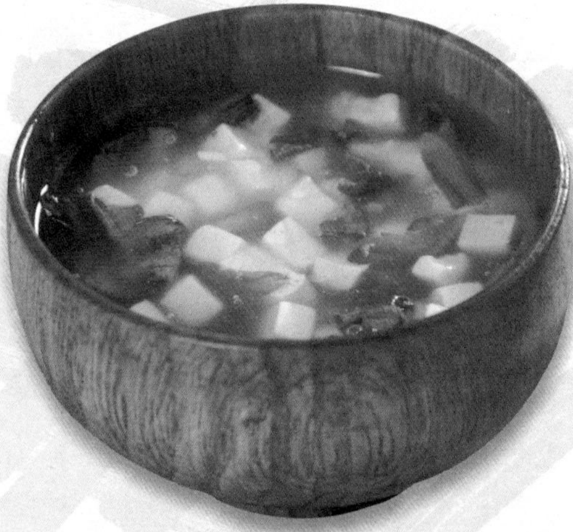

芥菜豆腐汤

材料 / 芥菜 100 克、豆腐 200 克。

调料 / 植物油、葱花、高汤、盐、鸡精、水淀粉、香油各适量。

做法

1. 芥菜去老根，洗净沥干，切成小段；豆腐切小丁，焯水过凉。

2. 锅内倒油烧至六成热，放入葱花，煸炒片刻，倒入高汤，大火烧沸，放入豆腐丁、芥菜段，大火烧沸滚片刻，加入适量盐和鸡精调味，用水淀粉勾薄芡，淋上香油即可。

韭菜炒卤藕

材料/韭菜300克、卤藕100克。

调料/植物油、干红辣椒丝、盐各适量。

做法

1. 卤藕切段；韭菜洗净，切段。

2. 锅内放少许油，下干红辣椒丝炒香。

3. 倒入韭菜段，放盐，快熟的时候放入卤藕段，炒匀即可出锅。

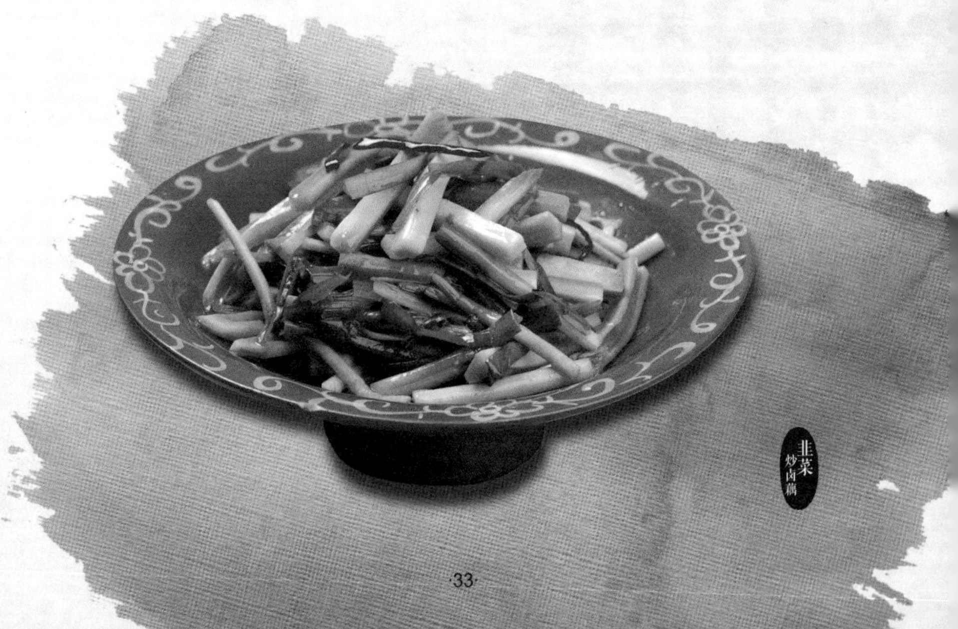

春分

公历三月二十日至二十二日

【叁月】

20-22

二月中，分者半也，此当九十日之半。

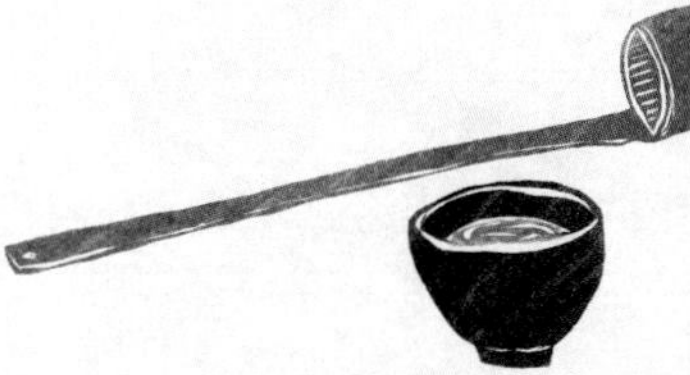

春分节气的饮食原则

健脾祛湿：春分节气前后是万物生长的萌芽时期，人体血液也是如此，激素和血液都处于非常旺盛的阶段，因此这个时候比较容易患非感染性疾病，如高血压、痔疮、月经失调等。春分与惊蛰同属仲春，此时肝气旺，肾气弱，所以在饮食方面要戒食过多酸性的食物，多吃一些辛味食品。同时，由于肝气旺，易克脾土，而且春季雨水多、湿气重，饮食时也要注意健运脾胃、健脾祛暑。饮食上可多吃姜、葱、淮山药、枸杞子、土豆、花椰菜、荞面等食物。

多食用温补阳气的食物：春季饮食养生的要点以平肝息风、滋养肝阴为主。可选用扶助正气的补品，同时宜食清淡的食物；正确的补养之道以温补为佳，忌讳以热补助长阳气。以韭菜为例，《本草纲目》中说：『韭叶热根温，功用相同，生则辛而散血，熟则甘而补中，乃肝之菜也。』所谓肝之菜，是说吃韭菜对肝的功能有补益效果。

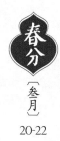

春分

〔叁月〕

20-22

春分气候

春分，是春季九十天的中分点。春分是伊朗、土耳其、阿富汗、乌兹别克斯坦等国的新年，有着三千多年的历史。春分之后，北半球各地昼渐长夜渐短，南半球各地夜渐长昼渐短。

春分三候

一候元鸟至，二候雷乃发声，三候始电。

春分祭日，国之大典

在清潘荣陛《帝京岁时纪胜》中记载：“春分祭日，秋分祭月，乃国之大典，士民不得擅祀。”虽然祭日比不上皇帝祭天、祭地隆重，但也是自古以来，历朝历代皇帝必须要祭奠的日子。相传北京日坛就是为了供皇帝在春分这天祭祀大明神（太阳）而建造的。

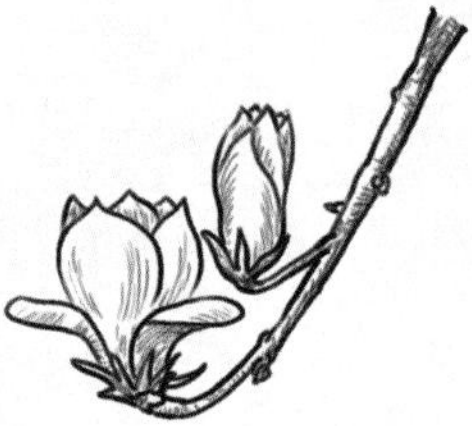

汉族最美的传统节日——花朝节

花朝节是在我国流传多年的传统节日，根据各地气候的不同，此节的日期也不尽相同，但基本集中于惊蛰到春分之间。花朝节是为春天盛开的百花庆生，各地风俗各有特色。

制作花糕：相传武则天非常喜爱各种花朵，因此也十分重视花朝节，还命宫女采集百花，做成口味各异的糕点，赏赐百官。后来花朝节做花糕的习俗在民间也逐渐流行起来。

对歌：壮族人民称花朝节为“百花仙子节”，年轻男女在这一天都会聚集于木棉树下，以百花为题，对歌传情。

赏红：南方地区在花朝节会举办“赏红”大会，届时，家中有花树的人均会在树上挂满红色纸条或布带，以求家中女子得到百花仙子的庇护，变得美貌聪明、贤良淑德。

春分饮春酒，活到九十九

我国浙江、山西一带有在春分日酿酒的风俗习惯。《庆阳县志》中记载："十一月，冬至节，祀先。汲水冻冰，做春分酒。"《于潜县志》中记载："春分造酒贮于瓮，过三伏糟粕自化，其色赤，味经久不坏，谓之春分酒。"春分这天，除了要酿酒、喝酒，有些地区，如山西陵川，还有用酒和醋祭祀，祈求庄稼丰收的习俗。

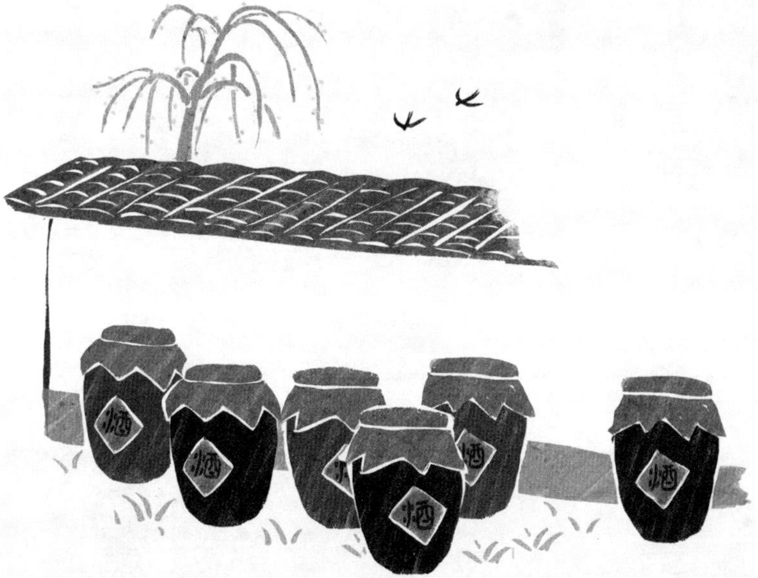

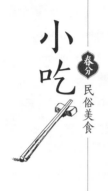

采春菜，煮春汤

春分是春菜生长成熟的季节，春菜又称“春碧蒿”，是野苋菜的一种。在春分当天，采集春菜，与鱼片一起做成汤菜，称为“春汤”。民间相传：“春汤灌脏，洗涤肝肠。阖家老少，平安健康。”春分吃春菜，喝春汤，表达了人们对健康的追求。

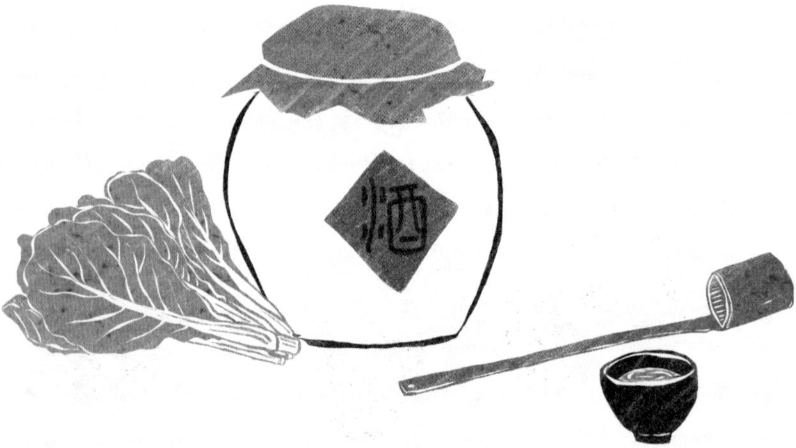

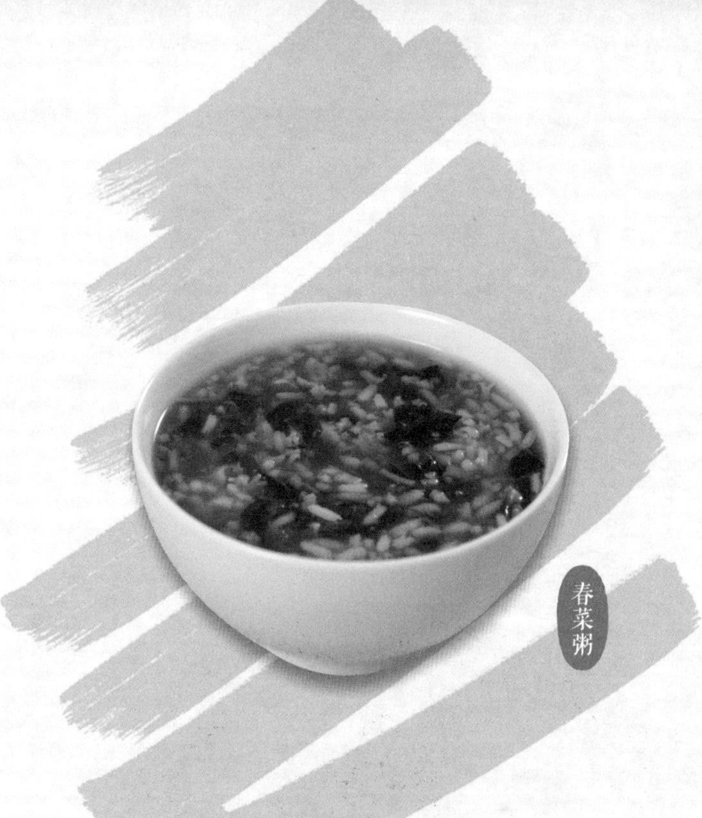

春菜粥

材料/新鲜紫苋菜90克、大米60克。

做法

1. 紫苋菜去根，洗净，切细。

2. 锅内放入适量清水，加入大米，大火烧开，煮约30分钟，加入苋菜，共煮15分钟，至苋菜烂熟即可。

巧手教你煮：

煮粥的过程中，用勺子顺着一个方向匀速搅动，能使煮出来的粥稠烂、口感好。

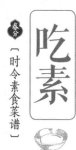

菜市场采购手记

韭菜：『春香、秋苦、冬甜』是韭菜的一大特点，因此开春之后是吃韭菜最好的时节。韭菜的纤维素含量很高，可以促进肠道蠕动，预防大肠癌的发生。

春笋：春笋具有清热化痰、益气和胃、治消渴、利膈爽胃等功效。由于春笋性寒味甘，又含较多粗纤维素，很难消化，所以一次不宜吃太多。

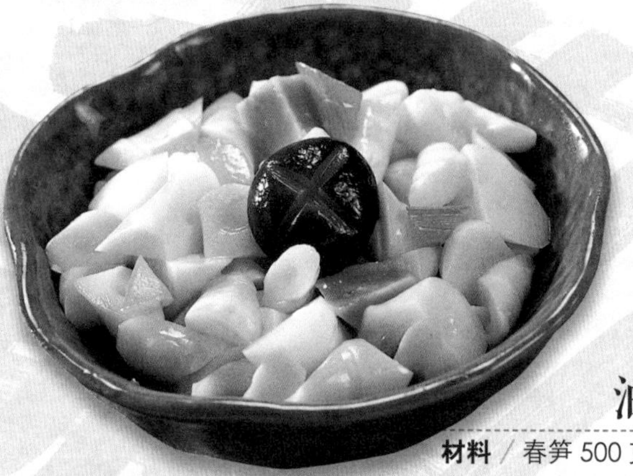

油焖春笋

材料 / 春笋 500 克、香菇少许。

调料 / 植物油、高汤、白糖、酱油、料酒、盐、味精、香油、葱段、姜丝各适量。

做法

1. 将春笋剥去外壳，切去老根，放入凉水中用小火煮透，捞出，切成滚刀块；将香菇泡发后，在顶部划十字花刀。锅内放植物油烧至四五成热，下入春笋块、香菇，在油锅中焖约3分钟，捞出沥油。

2. 原锅内留底油，放葱段、姜丝爆香，加高汤、酱油、白糖、料酒、盐烧沸，放春笋块、香菇焖至入味，加味精、香油翻炒均匀即可。

韭菜粥

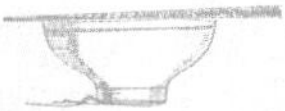

材料/大米100克、韭菜50克。

做法

1. 大米洗净；韭菜洗净切碎。

2. 大米倒入锅内，加清水煮沸，再加入韭菜，同煮成粥即可。

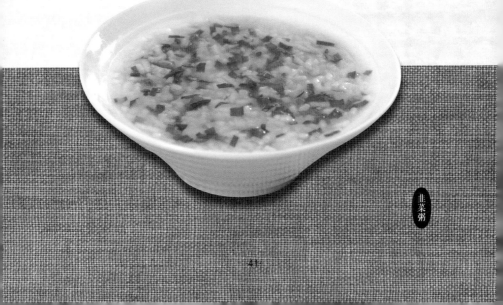

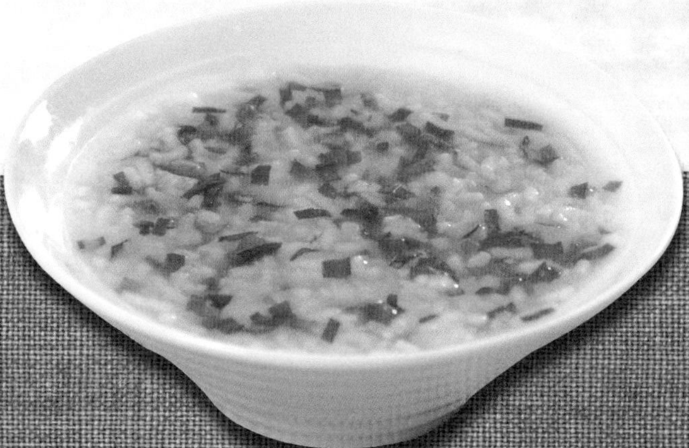

韭菜粥

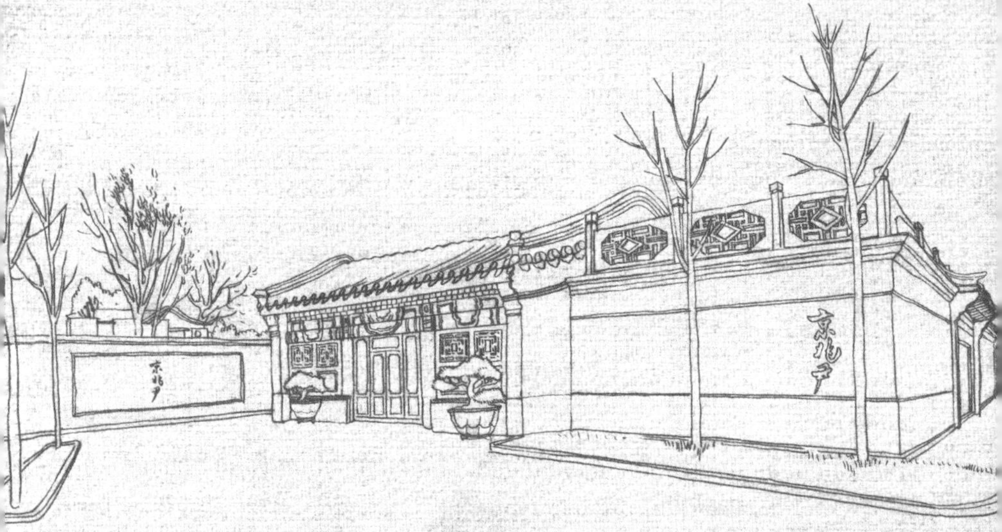

京兆尹

京兆尹是北京一家低调奢华的四合院式素食餐厅。京兆尹的创始者是一位曾经出家又再度入世的男子，名为慈实。出家的经历使他有不同常人的领悟和人生态度，他将这种禅意融入了京兆尹素食餐厅之中。京兆尹主张“健康、环保、护生”，对食材的选择有极其苛刻的标准。店内菜品可以使用“小五荤”，即葱、姜、蒜、花椒、大料，也提供蛋奶素，基本没有仿荤菜品，只依靠料理手法来表现大自然食材的千变万化。

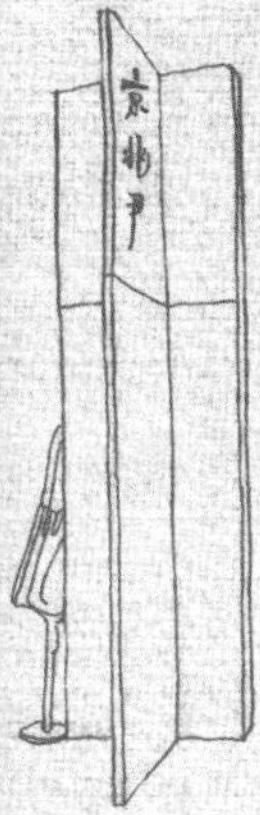

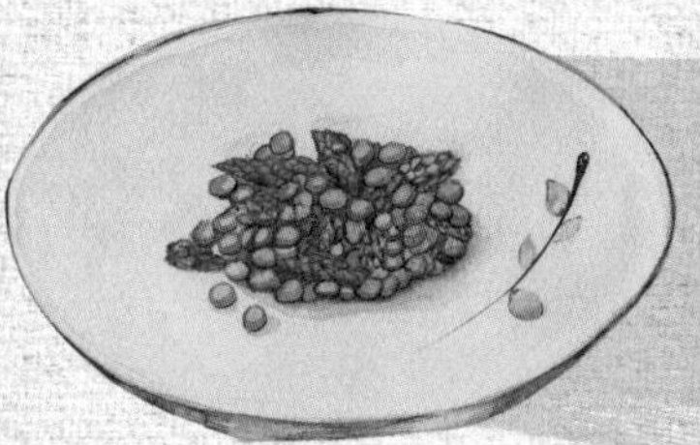

美人米炒芦笋尖

北方有佳人，绝世而独立。美人米有江南美女的温婉；鲜芦笋有瑶池仙境的淡雅，当两者相遇，便能扫净世间一切烦恼，只留下淡淡的清香与释然。

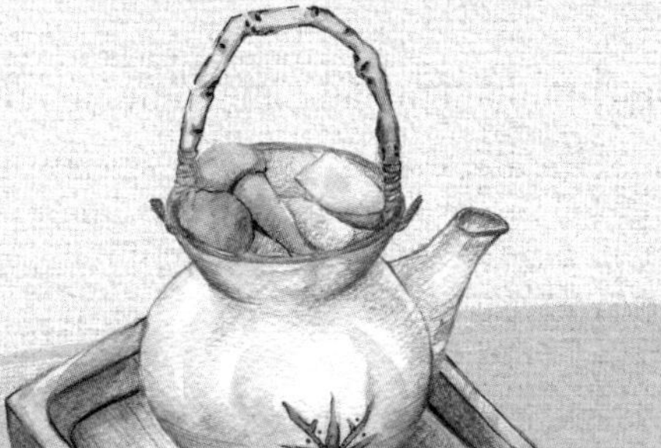

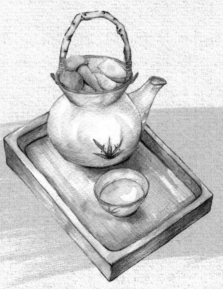

松茸土瓶蒸

一年好景君须记，最是松茸欲上时。度过闷热的夏日，清风送来凉意，也带来了集雨露甘霖而生的珍贵菌菇，将夏秋的精华滋味融在一碗高汤中。

店

地址：
北京市东城区雍和宫五道营胡同2号（雍和宫大殿西侧）

清明

公历四月四日至六日

〔肆月〕

04-06

三月节，物至此时，皆以洁齐而清明矣。

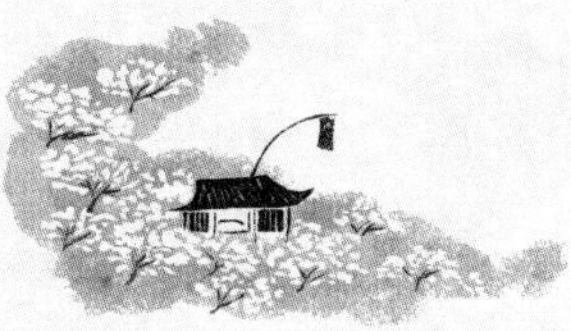

清明节气的饮食原则

多食新鲜蔬果：清明时节的养生注重与自然同气相求，应多食用当时、当季、当地产出的水果。这类水果与当地、当时的季节相适应，能帮助人体自我调节。这时应多吃韭菜等时令蔬菜，还有红薯、白菜、萝卜、芋头等具有温胃祛湿作用的蔬果，也适宜多吃。

清明时宜清补：清明正是冷空气与暖空气交替相遇之际，天气一会儿阳光灿烂，一会儿阴雨绵绵。人体往往因为湿气侵入而觉得四肢发麻，因此在饮食调理中，除了要利水排湿之外，还要适当养血舒筋。这里特别推荐桑葚、薏米等食物，此汤既利水渗湿，又养血舒筋，同时还有祛风止痛的功效，不燥不凉，是春天补益的良品。

清明时节重养肝：春季是养肝的重要时机，如果肝功能正常，人体的气机就会通畅，气血就会和谐，各个脏腑的功能也能维持正常工作。清明时，可服一些滋补品，像银耳，甘平无毒，能润肺生津、益阴柔肝，常吃可达到柔肝养肺的效果。

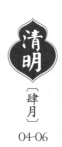

清明

〔肆月〕

04-06

◆清明气候

清明，万物皆洁齐而清明，此时气温上升，中国南部雾气少，北部风沙消失，空气通透性好，因此得名。

◆清明三候

一候桐始华，二候田鼠化为鹌，三候虹始见。

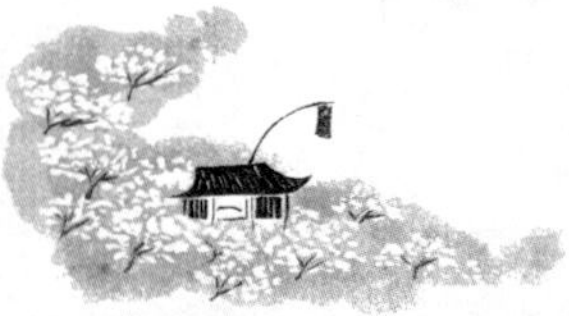

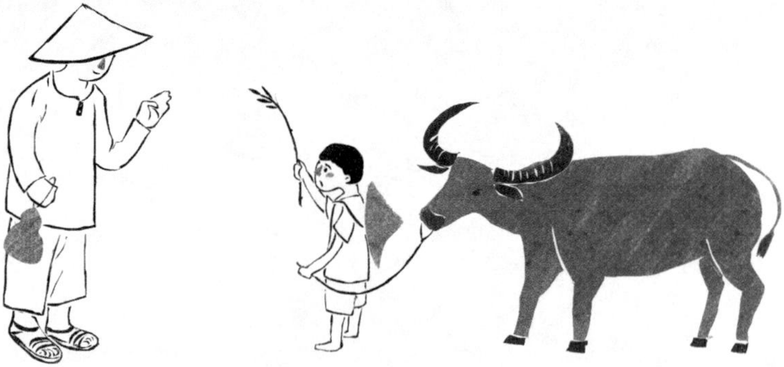

介子推的传说

春秋时期，晋公子重耳为逃避追杀，终日流亡于荒郊野外，饥寒交迫数日，最终因缺水少食而晕倒在荒山之中。他的亲信介子推割下腿上的肉，烤熟之后喂给重耳吃，才救活他。后来重耳登基执政，成为著名的春秋五霸之一——晋文公。晋文公想要重赏当年忠心的介子推，不料，介子推却带着母亲隐居绵山，宁愿被大火烧死，也不愿向晋文公争功讨赏。死前他留下一首诗：

割肉奉君尽丹心，但愿主公常清明。

柳下做鬼终不见，强似伴君做谏臣。

倘若主公心有我，忆我之时常自省。

臣在九泉心无愧，勤政清明复清明。

晋文公看后，失声恸哭。为了纪念介子推，晋文公下令当天为寒食节，所有子民在这一天不可动烟火，不得食用热食。

后来，由于清明与寒食的日子非常接近，而寒食又是民间禁火扫墓的日子，渐渐地，寒食与清明就合二为一了，而寒食既成为清明的别称，也成了清明时节的一个习俗。

让人分不清楚的寒食节和清明节

起源于春秋时期的寒食节，日期定的也极有讲究，具体时间应在冬至后一百零五日，而寒食三天之后就是清明节。由于寒食节与清明节相距很近，节日的主要内容也相同，因此两个节日逐渐被民间百姓看为同一个节日。寒食节最主要的特色民俗就是吃冷食。为了适应三天不能生火做饭的生活，百姓一般都会提前准备食物，其中大麦粥、冷面、黄米粉蒸饼、子推燕都是比较常见的民间美食。

扫墓踏青，插柳植树

清明节最重要的事就是要祭奠已故亲友，上坟扫墓。百姓通常会在清明节前后十天，为祖先坟墓培土、清扫，祭奠上新鲜的食物，并烧纸钱以寄哀思。不过在这个温度怡人、鸟语花香的时节，虽然思念故人有些凄冷，但却也让清明节多了些许诗意。放风筝、踏青、荡秋千、蹴鞠、植树也都逐渐成为清明节的主要民俗活动。

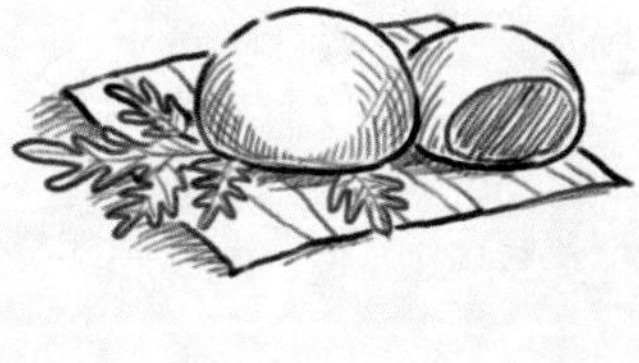

小吃 清明 民俗美食

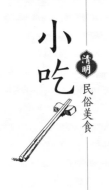

清明缘何吃“青团”

在我国江南一带，清明节前后有吃青团子的食俗。青团子是将“浆麦草”捣烂后挤压出汁，然后用这种汁液代替水与糯米混合制成团子，团子中的馅料一般会放入豆沙和一小块糖猪油。团坯制好后，蒸熟，出笼时再刷上一层熟菜油即可。青团子一般会在清明节前提前做好，是江南一带祭祀祖先必备的食品。

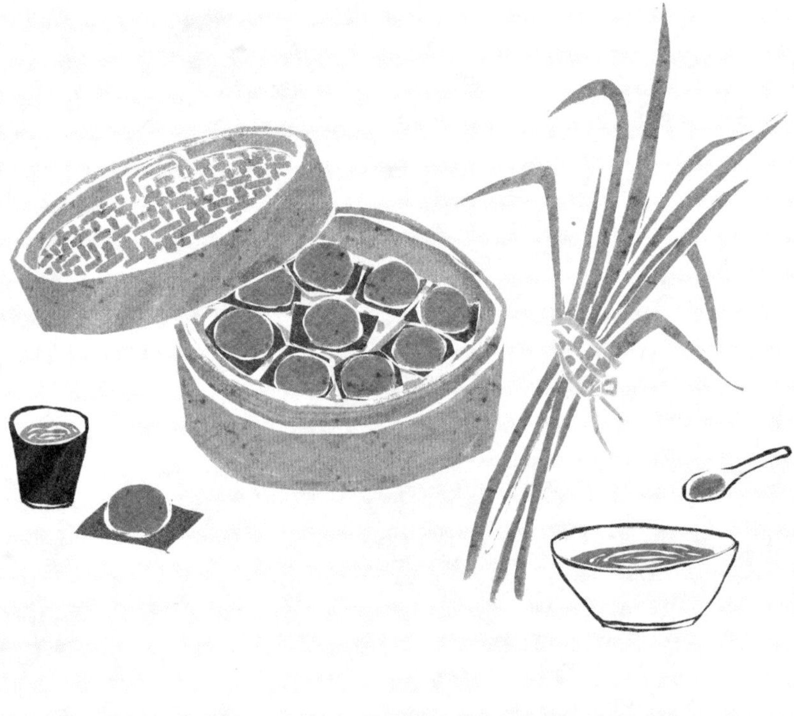

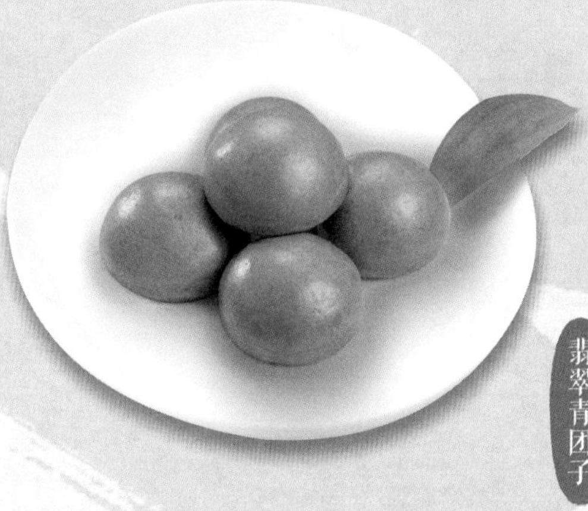

翡翠青团子

材料/浆麦草100克、糯米粉200克、大米50克、豆沙馅30克。
调料/植物油适量。

做法

1. 将糯米粉和大米以4：1的比例搅匀，与煮开的浆麦草汁混合均匀。

2. 手上抹少许油，取一小块面团，捏成大小相同的圆形，放入适量的豆沙馅。

3. 将包好的团子放入蒸笼中，隔水蒸15分钟即可。

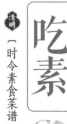

菜市场采购手记

莴笋：莴笋别称莴苣、青笋。我国自古便有清明前后吃莴笋的传统。经常吃莴笋叶，有利于血管张力，改善心肌收缩力，利尿排毒。

苹果：苹果是全方位的健康水果，性味温和，含有丰富的碳水化合物、维生素、微量元素和膳食纤维，另含有苹果酸、酒石酸、胡萝卜素，属于营养价值非常高的水果。

凉拌双笋

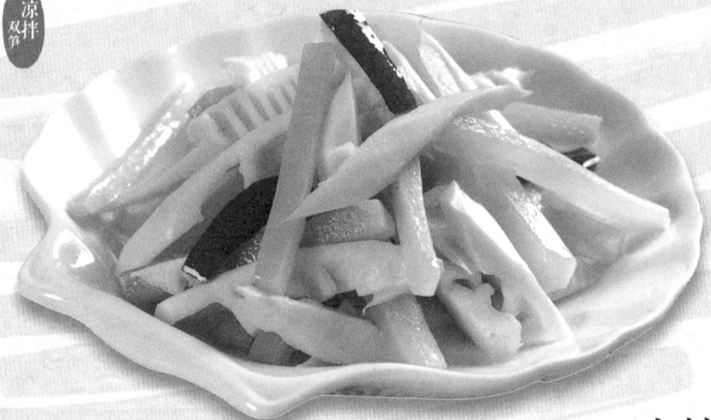

凉拌双笋

材料 / 莴笋条 200 克、竹笋尖 350 克、红椒条少许。

调料 / 姜汁、盐、味精、香油各适量。

做法

1. 将莴笋条用盐腌渍5分钟，取出，沥出水分；竹笋尖去壳及老硬部分，切条，两者一同入沸水煮约10分钟，捞出，晾凉。

2. 将莴笋条、竹笋尖条、红椒条、姜汁、盐、味精拌匀，淋上香油即可。

青苹果芦荟羹

材料/青苹果1个、芦荟1段。
调料/蜂蜜15毫升。

做法·

1. 青苹果去皮、核，切块；芦荟去刺，切段备用。
2. 青苹果、芦荟入不锈钢锅中，加适量清水炖15分钟。
3. 放温后加蜂蜜调味服用即可。

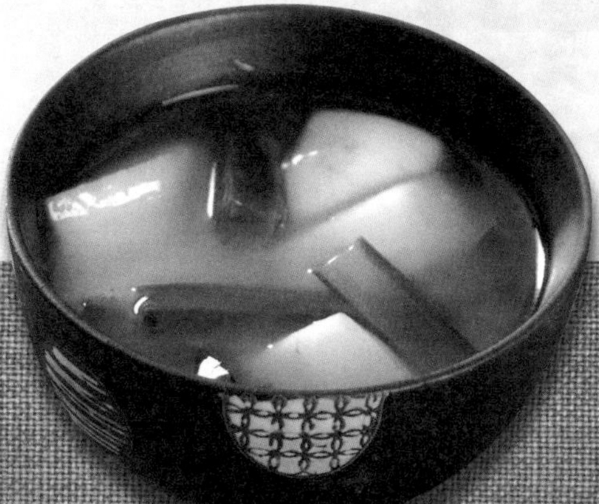

谷雨

公历四月十九日至二十一日

〔肆月〕

19–21

三月中，雨生百谷，清净明洁也，故曰谷雨。

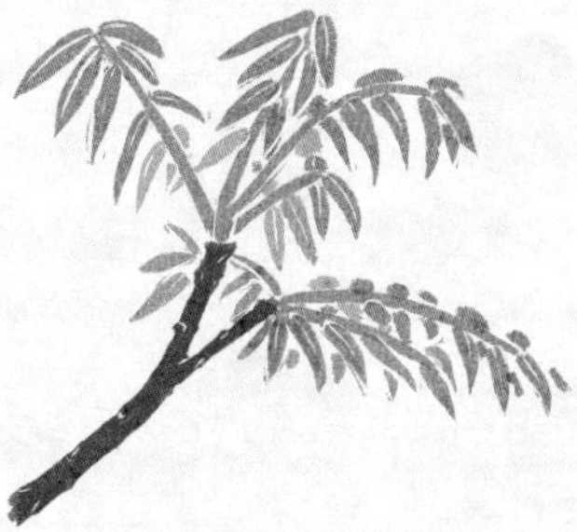

谷雨节气的饮食原则

可多吃疏肝清热、益肺补肾之品：如枇杷、茉莉花、薏米、蜂蜜、桑葚、芝麻、花生、青瓜、蒜薹、杨梅、番茄、木棉花等。还可多进食冬瓜、土豆、扁豆、香蕉、菠萝、鸡蛋等健脾祛湿的食物。风寒湿痹之人忌食柿子、柿饼、西瓜、芹菜、生黄瓜、螃蟹、田螺、蚌肉、海带等生冷性凉的食物。热痹患者忌食胡椒、肉桂、辣椒、花椒、生姜、葱白、白酒等温热助火之品。

食用清淡养阳之品：春季风邪当令，风为阳邪，性走窜，易诱使一般宿疾复发，如高血压、哮喘、皮肤病及过敏性疾病等，故在饮食上应忌食发物，如螃蟹、虾、竹笋、公鸡、海鲜等。总之，春季饮食应掌握一个原则，食物宜由辛甘逐渐转为清淡养阳之品。

吃香椿正当时：谷雨前后的一段时间正是香椿上市的时节，这时的香椿醇香爽口，营养价值高。中医认为，香椿具有提高机体免疫力、健胃、理气、止泻、润肤、抗菌、消炎、杀虫之功效。但是鲜香椿中硝酸盐含量较高，在食用前应先用沸水焯一下。

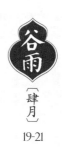

谷雨

〔肆月〕

19-21

◆谷雨气候

谷雨，源自古人“雨生百谷”之说，清明断雪，谷雨断霜，谷雨是春季最后一个节气。

◆谷雨三候

一候萍始生，二候鸣鸠拂其羽，三候为戴胜降于桑。

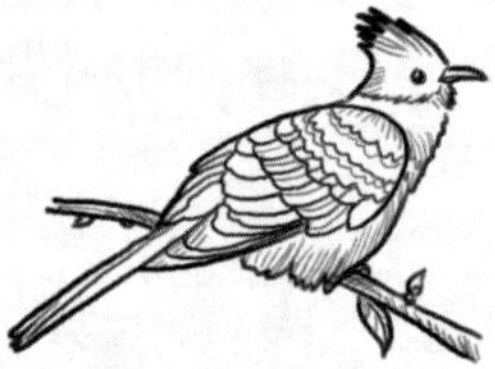

心系百姓，谷雨漫天

相传黄帝时代，有个造字的才子名叫仓颉，他为了使人类摆脱千百年没有文字的不便，辞官后走遍九州，用了三年时间终于造出了一斗油菜籽那么多的字。玉帝听了大为感动，要赏给他一个真人大小的金人，仓颉却拒绝了。玉帝非常疑惑，便问仓颉想要什么奖励，仓颉说我希望百姓合乐安康，稻谷满仓。第二天，仓颉睡醒，打开房门，发现天空竟然下起了谷雨，密密麻麻的谷粒像雨水一样持续下了一个时辰，直到整个村落都被谷子铺满，各家各户开心地收集谷子，真的堆满了粮仓。人们为了纪念这一天，便把这一天称为谷雨。

雨生百谷，耕种好时节

谷雨前后，气候非常温和，降水也明显增多，这对谷类作物的生长十分有利，故自古便有“雨生百谷”的说法。在这一时节，农民都开始忙着耕田施肥，无论是茶农、蚕农、渔夫，都开始忙碌起来，水稻、玉米、棉花和各种谷物豆类都进入了耕地、施肥、播种的阶段。

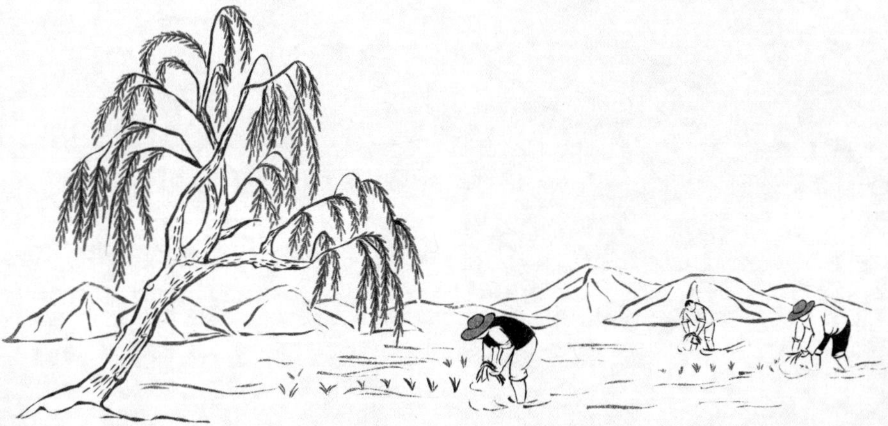

谷雨时节民俗多，禁蝎赏花忙不停

谷雨是春季的最后一个节气，又恰逢农耕好时节，因此与谷雨相关的民俗特别多，且都与农耕有一定关系。

禁蝎：禁蝎是谷雨最为普遍的民俗。谷雨之后，气温升高，天气潮湿，害虫变得活跃，蝎子作为五大毒虫之一，成了被驱逐的首要对象。禁蝎的民俗也反映了百姓渴望丰收的心情。

赏牡丹：牡丹花盛开的时间正值谷雨，因此牡丹也被称作“谷雨花”，并由此衍生出了谷雨赏牡丹的习俗。

谷雨茶：传说谷雨这天的茶有清火明目的功效，因此很多地方会在谷雨这天特意采茶来炮制谷雨茶，更有“吃好茶，雨前嫩尖采谷芽”的说法。

小吃

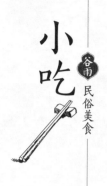

谷雨 民俗美食

雨前香椿嫩如丝

谷雨前后正是香椿大批上市的时节，在我国北方素有谷雨吃香椿的习俗，民间还有“三月八，吃椿芽儿”的说法。谷雨食椿，又名“吃春”，寓意迎接新春到来。鲜椿芽中含有丰富的营养，其中以胡萝卜素和维生素C居多。香椿的叶、芽、根、皮和果实都可以作为药材，具有提高机体免疫力、健胃理气、止泻、润肤等多种功效。

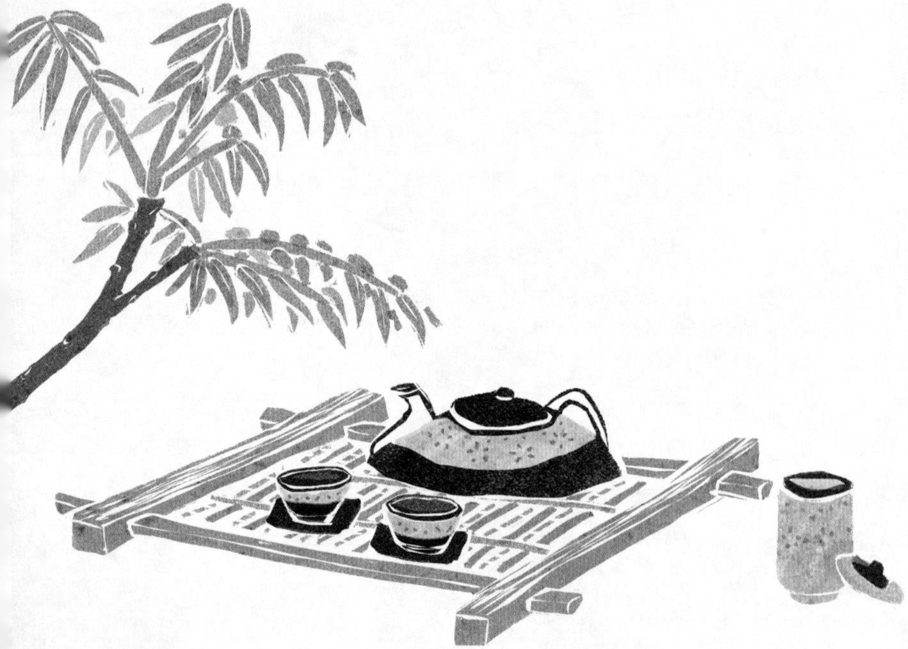

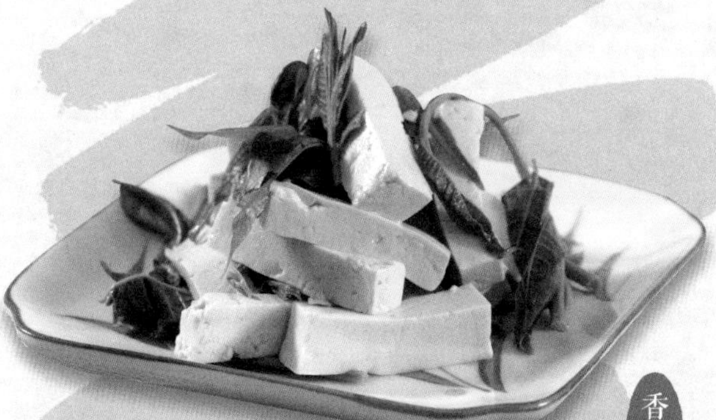

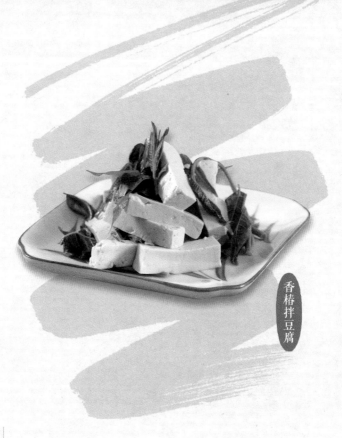

香椿拌豆腐

香椿拌豆腐

材料/豆腐200克、新鲜香椿150克。
调料/香油、盐、味精各适量。

做法

1. 新鲜香椿择洗干净，用沸水焯烫，去涩味。

2. 豆腐切块，用沸水焯烫，去豆腥味。

3. 取大碗，先把香椿、豆腐放入碗中，然后放适量盐和味精拌匀，最后淋上香油即可。

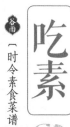

菜市场采购手记

豌豆苗：豌豆苗非常容易成活，从嫩芽到长成熟，只需要几天的时间。因此豌豆苗也非常适合百姓自己在家种植，这样不仅可以享用豌豆苗的营养，还能随时吃到绿色健康的蔬菜。

番茄：番茄具有止血、降压、利尿、健胃消食、生津止渴、清热解毒、凉血平肝的功效。常吃可增强小血管功能，预防血管老化。

双茄片

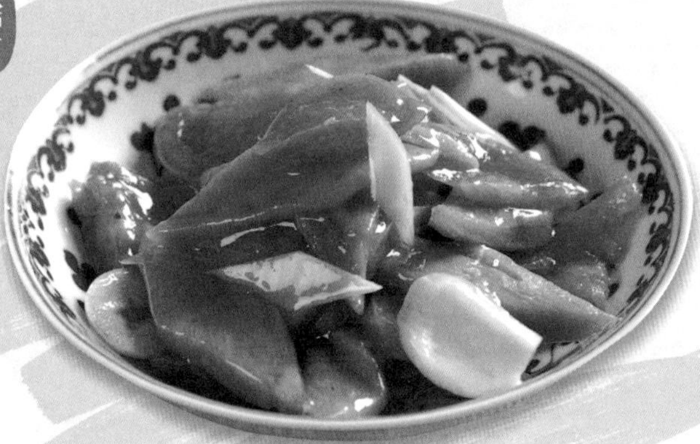

双茄片

材料 / 番茄 60 克、茄子 160 克。

调料 / 盐、味精、葱片、姜片、蒜末、植物油各适量。

做法

1. 茄子洗净去皮，切片；番茄洗净切片，备用。

2. 锅内倒植物油，烧热，放入葱片、姜片、蒜末、茄子片炒片刻，再加入番茄片、盐、味精，翻炒几下即可。

清炒豌豆苗

材料/豌豆苗250克。

调料/葱花、蒜末、花椒粉、盐、鸡精、植物油各适量。

做法

1. 豌豆苗择洗干净。

2. 锅内倒植物油烧至七成热，加葱花、蒜末和花椒粉炒香，放入豌豆苗炒熟，用盐、鸡精调味即可。

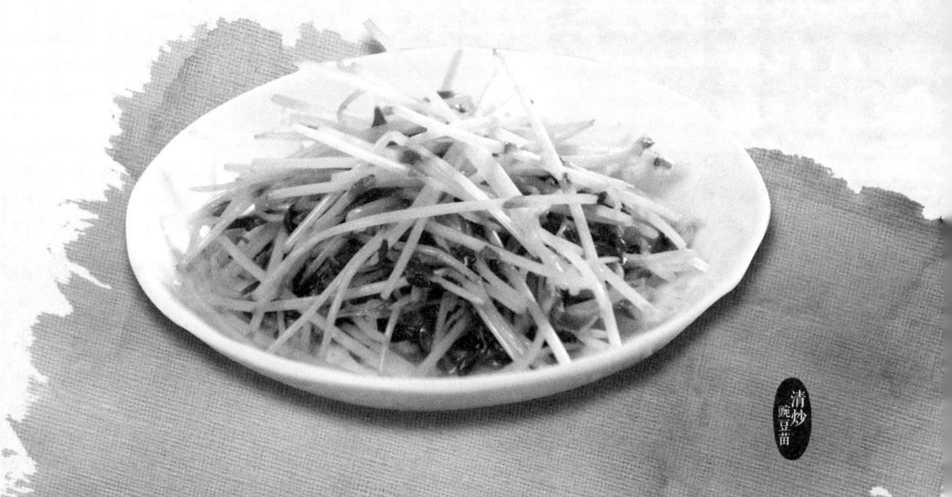

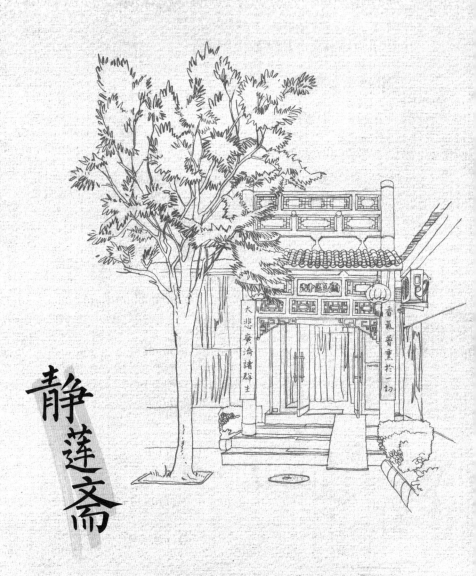

静莲斋

静莲斋原名静思素食，2003年诞生于北京一条传统气息浓厚的胡同里。猜拳划酒的喧嚣与素食餐厅的安定祥和格格不入，因此静莲斋不卖酒，食客在静莲斋精心打造的禅意环境中，用低声细语延续着这种宁静与诗意。静莲斋店内提供仿荤素食，精良的厨艺常常会让人忘记自己正身处一家素食餐厅。

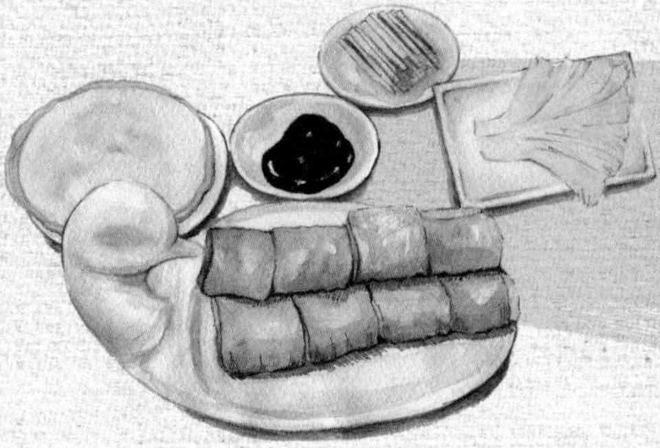

春江水暖

竹外桃花三两枝，春江水暖鸭先知。早春的美在于充满着惊喜和温暖，看着肆虐的北风退去，娇艳的花朵盛开，心情也会跟着变得阳光四溢。

店

西直门店
北京市西外高梁桥斜街甲３０号

和平里店
北京市和平里化工大院社区9号楼

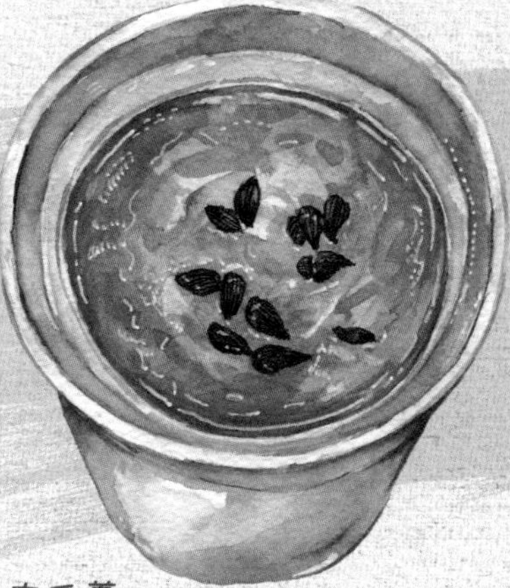

南瓜羹

红米饭南瓜汤，挖野菜也当粮。当年的南瓜肩负着果腹的重任，如今的它却象征着甜蜜软糯的口感和甘甜难忘的回忆。

店

隆福寺店
北京市东四西大街隆福寺广场A座首层西通道

中关村店
北京市苏州街乙16号海淀桥东南角

立夏

公历五月五日至六日

【伍月】

05–06

斗指东南，维为立夏，万物至此皆长大。

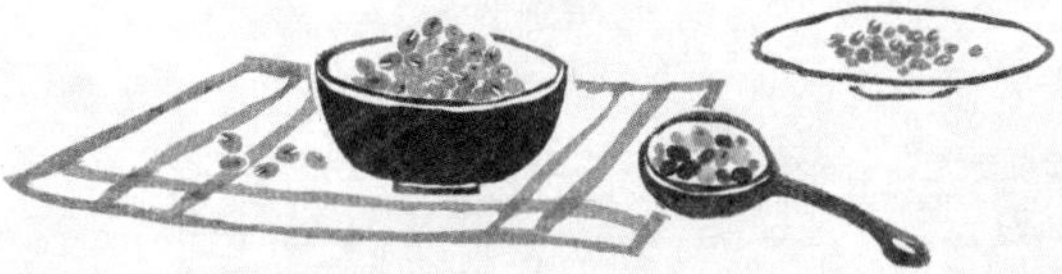

立夏节气的饮食原则

多食酸、少食苦：立夏是阳气渐长、阴气渐弱的时节，因此人体的肝气渐弱，心气渐强，此时应多吃酸味食物，如鱼、豆类、芝麻、洋葱、圆白菜、小米、玉米、山楂、香瓜、桃等，少吃苦味食物，以补肾助肝，调养胃气。多食生津止渴的食物。夏季因天气炎热而容易出汗，导致体内水分流失，消化系统功能降低。此时宜多吃稀食，如早晚进餐时食粥，午餐时喝汤，这样既能生津止渴、清凉解暑，又能补养身体。在煮粥时还可加入一些荷叶、绿豆等具有消解暑热、养胃清肠、生津止渴作用的食物。

吃一些清热利湿的食物：平时还应多吃一些清热利湿的食物，如西瓜、桃、乌梅、草莓、番茄、冬瓜、莼菜、黄瓜等。鲤鱼就是很好的利湿食物。立夏时节应少吃动物内脏、肥肉以及过咸的食物，如咸鱼、咸菜等。

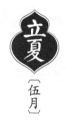

立夏

〔伍月〕

05-06

◆立夏气候

立夏节气表示即将告别春天，是夏天的开始。人们习惯上都把立夏当作是温度明显升高，炎暑降临，雷雨增多，农作物进入旺季生长的一个重要节气。

◆立夏三候

一候蝼蝈鸣，二候蚯蚓出，三候王瓜生。

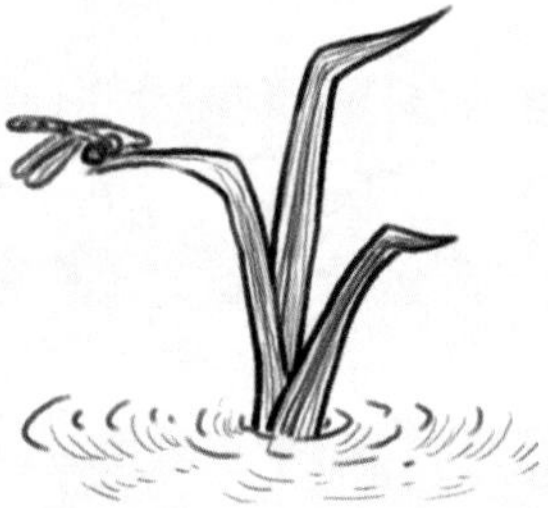

古代帝王一身红衣迎立夏

据史料记载，立夏在古代是十分受重视的节气。这一天，皇帝会亲自率领文武百官到郊外迎夏，并举行祭祀仪式，鞭策百姓勤奋劳作，祈求农业丰收。而在皇帝迎夏的队伍中，众人皆要穿红色衣服，乘红色马车，就连身上佩戴的饰物和旗帜也要换成红色，以此象征炎热夏季的来临。

立夏胸挂蛋，孩子不疰夏

立夏挂蛋的做法是将鸡蛋带皮煮熟，用凉水浸凉后放在提前编制好的丝网袋子里，然后挂在小孩的脖子上。百姓认为，立夏挂蛋可以让小孩整个夏天都不会发生如肚胀、消瘦、厌食等苦夏症状，祈求孩子能够健康茁壮地度过夏天。挂蛋的孩子们还常常三五成群地聚集在一起“斗蛋”，即两颗蛋互相撞击，谁的蛋碎了，谁就输。

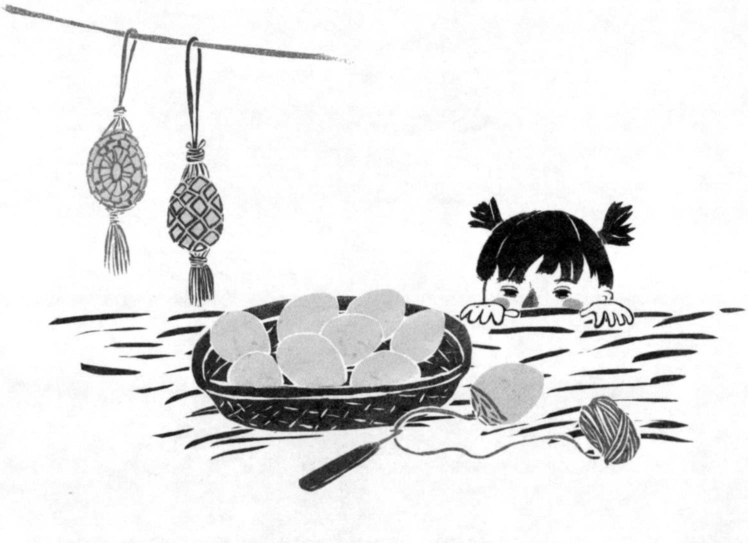

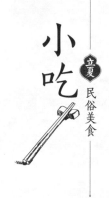

形形色色“五色饭”

立夏之后便是炎炎夏日，为了弥补身体在炎热的气候中产生的亏损，不影响劳作，人们认为在立夏当天应该进补。在我国的很多地方都有立夏当天用各种豆子煮“五色饭”进补的习俗。最早的五色饭是用红豆、黄豆、黑豆、青豆、绿豆五种豆子混合白米煮制而成，后来各地均有所改良，五色饭的组成也变得多种多样。春笋、豌豆、蚕豆、苋菜等都纷纷被加入五色饭中，寓意五谷丰登、身体健康、家庭美满等。

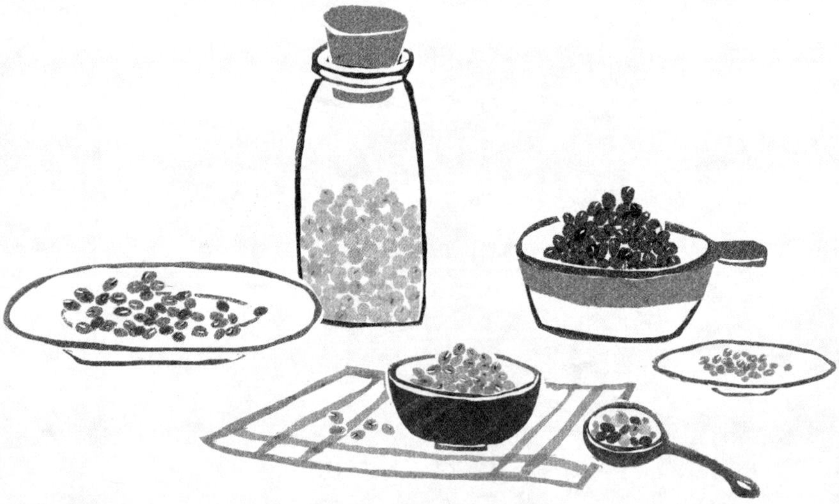

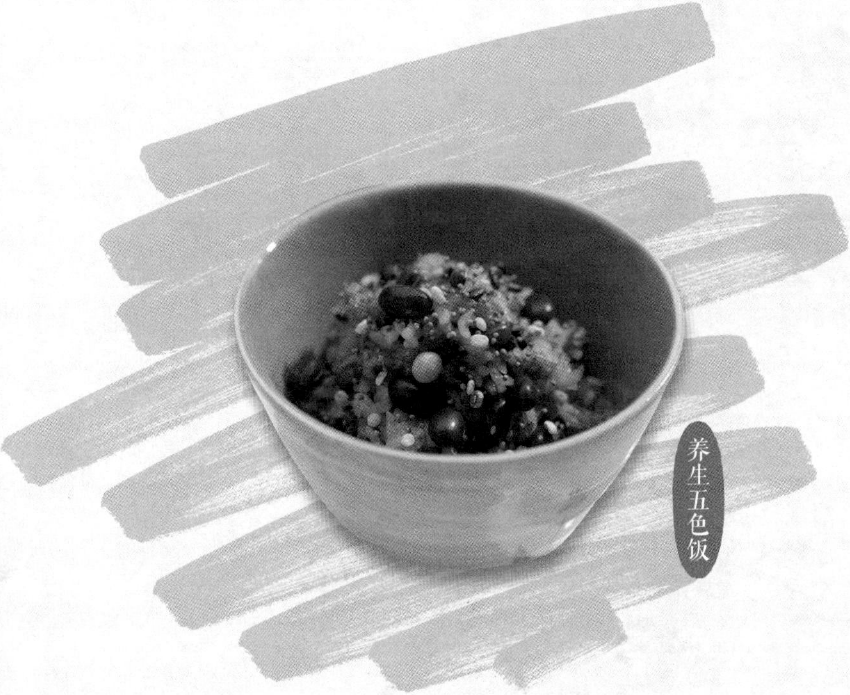

养生五色饭

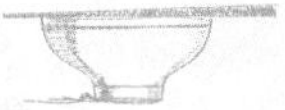

材料/大米50克，黑米、小米、红豆、黄豆、香米各30克。
调料/植物油、盐各适量

做法

1. 将红豆洗净，用温水浸泡2小时。

2. 大米、黑米、小米、香米洗净，放入清水中浸泡1小时。

3. 饭锅中倒入适量清水，放入大米、黑米、小米、红豆、黄豆、香米、少许植物油、盐，拌匀，蒸熟即可。

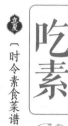

菜市场采购手记

蚕豆：立夏之后正是蚕豆上市的大好时节，在江南地区，家家户户都会在这天用新鲜的蚕豆煮蚕豆饭，因此蚕豆也被称作『立夏豆』。蚕豆性平味甘，具有益胃、利湿消肿、止血解毒的功效。

苋菜：很多人对初夏总有紫色的回忆，这都归功于苋菜奇妙的颜色，而这种颜色来源于它丰富的铁含量，因此苋菜可以促进凝血。

烂芽豆

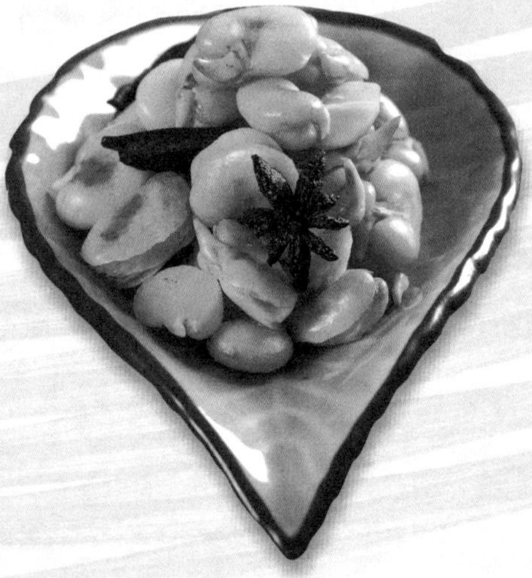

酥芽豆

材料 / 干蚕豆 500 克。

调料 / 盐、五香料、姜片、葱花各适量。

做法

1. 干蚕豆浸泡至出芽，从不出芽的一头切一缺口，洗净。

2. 锅中放入蚕豆、盐、五香料、葱花、姜片，加水没过材料，大火烧沸后撇去浮沫，改小火焖至蚕豆酥烂即可。

炒苋菜

材料/紫色苋菜400克。

调料/植物油、蒜片、盐各适量。

做法•

1. 苋菜洗净，切段。

2. 锅置火上，倒植物油烧至八成热，下蒜片，待炒出蒜香后，把苋菜段倒入热油锅内，不停翻炒，起锅时加入盐调味即可。

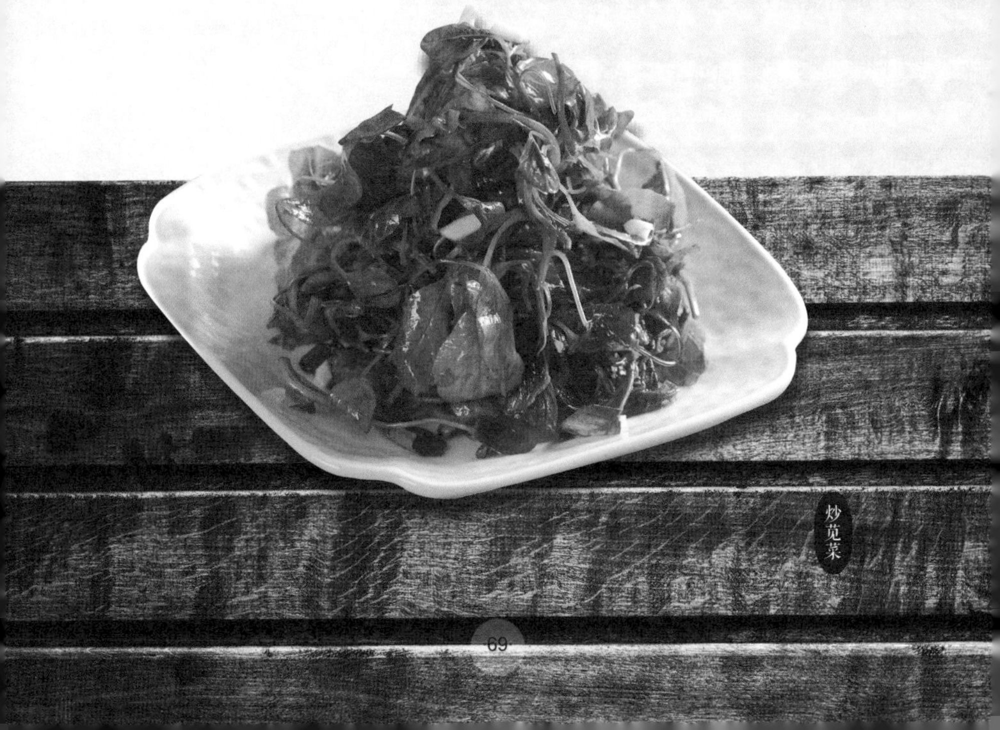

小满

公历五月二十日至二十二日

〔伍月〕

20–22

四月中，小满者，物至于此小得盈满。

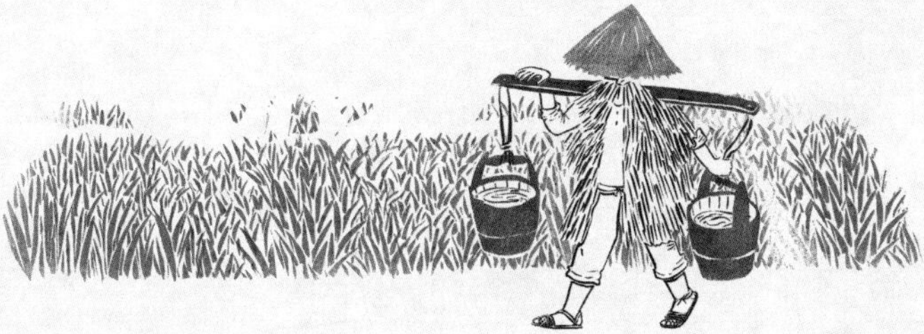

小满节气的饮食原则

多吃健胃食物：夏季蔬菜水果相对比较多，保证清洁卫生的条件下能生吃的尽量生吃，如果想增加食欲，可以适当吃点苦味的食品，苦味食品不仅有清火的作用，同时淡淡的苦味还能增进食欲，有健胃的作用。另外，要适当补充蛋白质。蛋白质来源主要有两种，一种是动物蛋白质；一种是植物性蛋白质，也就是豆类，摄取豆类食物，可吃豆腐、喝豆浆、喝豆粥、吃豆腐皮等。

清热、凉血、解毒就选苦菜：苦菜具有清热、凉血和解毒的功效。小满前后也是吃苦菜的时节。《本草纲目》讲：『苦菜，久服，安心益气，轻身、耐老。』古代的养生家建议，夏日不妨多吃点『苦』，对人体健康有益。史书《周礼》中记载：『凡和，春多酸，夏多苦，秋多辛，冬多咸……以甘养气』；《本草备要》也指出：『苦能泻热而坚肾，泻中有补也。』

小满

（伍月）

20-22

小满气候

小满是夏季的第二个节气，其含义是夏熟作物的籽粒开始灌浆饱满，但还未成熟，只是小满，还未大满。小满正是适宜水稻插栽的季节，象征着充满喜悦的收获日子即将到来。

小满三候

一候苦菜秀，二候靡草死，三候麦秋至。

小满不满，干断田坎

小满与农作的关系十分密切，南方地区用“满”来形容雨水的多少，如果小满时节农田里的水没有蓄满，就会造成田坎干裂，直接影响农作物的播种和生长。因此小满蓄水成了整个小满时节的主旋律。在我国华南中部和西部，常出现春旱，储水就变得更加重要，甚至还有“储水如储粮”、“保水如保粮”等说法。

小满是蚕神诞生日

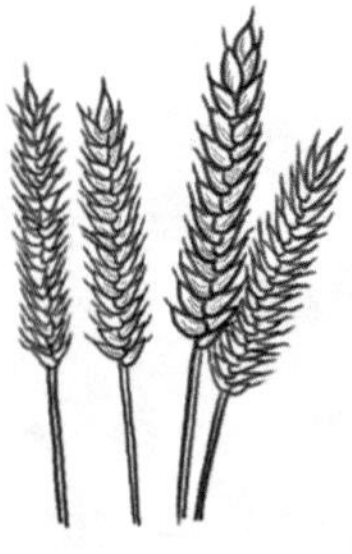

相传小满是蚕神的诞辰，在这一天向蚕神祈福，可以让这一年养蚕有个好收成。在我国一些养蚕兴盛的地区，会在小满这天过祈蚕节。

因为古时受科学技术水平发展的限制，养蚕非常难，人们把蚕视作“天物”，认为蚕丝的收成均靠天神的庇护，因此非常重视祈蚕节，养蚕的人家还会在“蚕神庙”供奉水果、美酒和菜品，进行叩拜和祈祷。

小满动三车，水车、油车和纺车

小满时节，蓄水是最重要的工作，因此民间一直有在小满这天举行抢水仪式的习俗。所谓抢水，就是在一条划定的河港上同时排好十几部水车，小满的黎明一到，大家一起上水车，十几部水车一齐踏动，把河水引灌入田；油车指的是小满前后，油菜正逢成熟，菜籽油开榨在即；纺车主要指的是养蚕的地区，小满时家蚕已上蔟结茧，即将开缫新丝。

清代顾禄曾在《清嘉录》里生动描写了江南水乡小满时节的生活景象："小满乍来，蚕妇煮茧，治车缫丝，昼夜操作。郊外菜花，至是亦皆结实，取其子，至车坊磨油，以俟估客贩卖。插秧之人，又各带土分科。设遇梅雨泛溢，则集桔槔以救之。旱则用连车递引溪河之水，传戽入田，谓之'踏水车'。"文章生动再现了小满时节热火朝天的农作景象。

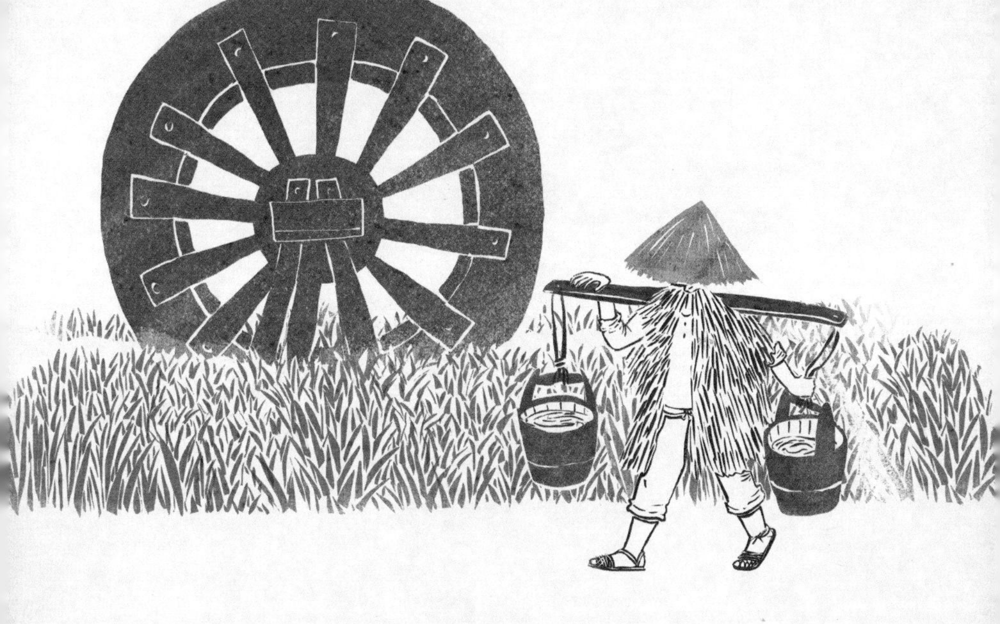

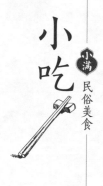

嚼一嚼苦菜香，尝一尝小满味

苦菜，又叫败酱草，是一种野菜。在古代，小满前后新粮还没有成熟，储粮却已经吃完。而这时候，苦菜的疯长恰好解决了粮食短缺的问题。随着时间的流逝，小满吃苦菜逐渐演变成吃苦味的蔬菜，象征忆苦思甜。而在众多苦味蔬菜中，苦瓜最受欢迎。苦瓜是一种非常健康的食材，苦瓜中的苦瓜甙和苦味素能增进食欲，健脾开胃。

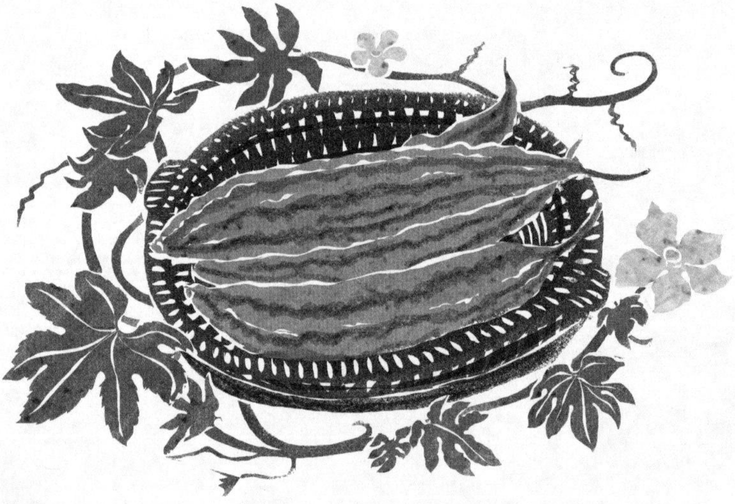

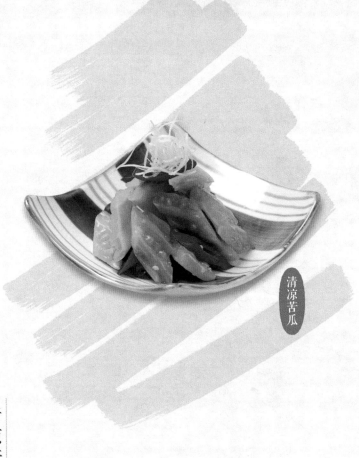

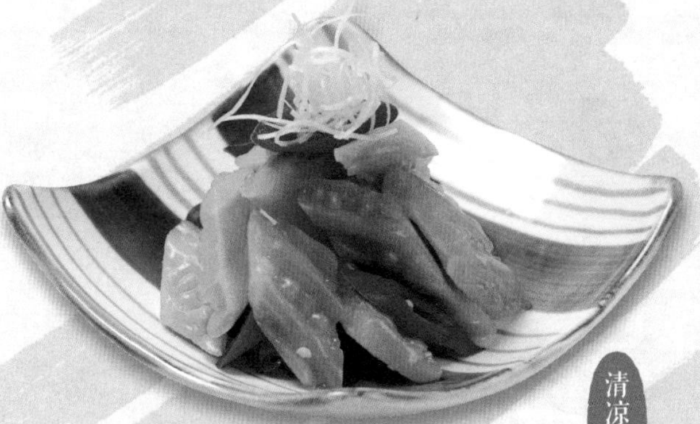

清凉苦瓜

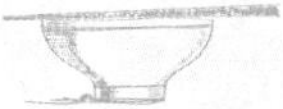

材料/苦瓜2000克、新鲜红辣椒500克。

调料/老盐水、盐、红糖、白酒各适量。

做法•

1. 苦瓜去籽、瓤，洗净，晒蔫备用；红辣椒洗净晾干，去蒂，切片。

2. 将苦瓜切成中等大小的块，与红辣椒片一起置入泡菜坛内。

3. 在泡菜坛中放盐、红糖、白酒，略拌匀后，注入老盐水至浸没菜品为止。

4. 将泡菜坛密封，静置于阴凉处，2～3天后即可取出食用。

菜市场采购手记

芦笋：芦笋一直享有『蔬菜之王』的美称，小满前后芦笋正当季。芦笋不仅口感鲜脆可口，更有调节机体新陈代谢、抗癌的神奇效果。

仙人掌：仙人掌是美洲的传统食物，在墨西哥的菜市场中随处可见。在中国，食用仙人掌也在悄然流行。仙人掌的浆果是一种高钾、低钠、低糖的健康食材，其糖分含量比生菜和黄瓜还低。

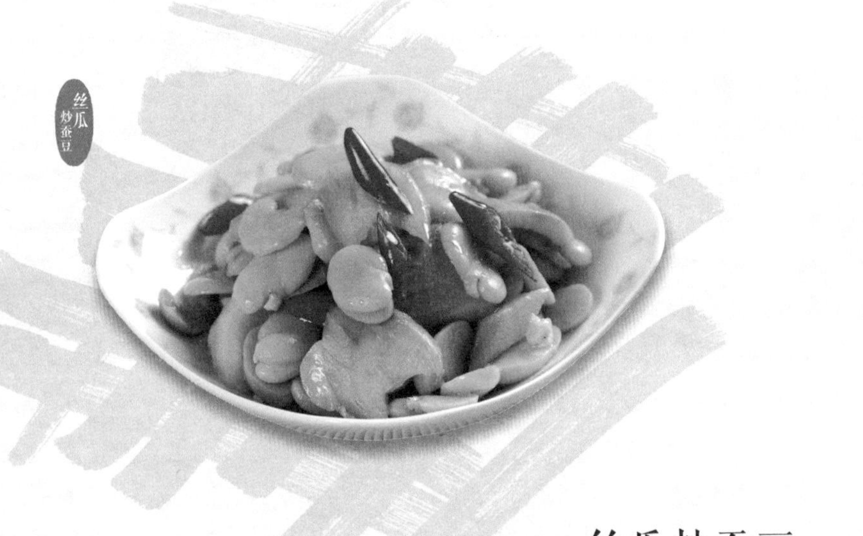

丝瓜炒蚕豆

材料 / 鲜丝瓜 300 克、鲜蚕豆瓣 150 克、红椒段 50 克。

调料 / 香油、盐、味精、水淀粉、植物油各适量。

做法

1. 丝瓜去粗皮，洗净，切块；蚕豆瓣去豆皮，焯水，沥干。

2. 锅中倒入少许植物油烧热，放入丝瓜块、红椒段、蚕豆瓣、盐、味精炒熟，用水淀粉勾芡，淋香油即可。

清炒蒜蓉四蔬

材料/珍珠笋（玉米笋）150克，胡萝卜、仙人掌、鲜芦笋各100克。

调料/蒜蓉、姜丝、盐、味精、高汤、水淀粉、植物油各适量。

做法·

1. 将仙人掌、芦笋、胡萝卜洗净，去皮，切条，分别用沸水焯片刻备用。

2. 炒锅放油，烧热至七成熟，放姜丝炝锅，出味后，将珍珠笋、胡萝卜、仙人掌、鲜芦笋放入锅中翻炒几分钟，加入适量高汤、盐、味精，用水淀粉勾芡，起锅前放蒜蓉翻炒均匀即可。

功用解析：

仙人掌有清热解毒、健胃补脾、清咽润肺、养颜护肤等诸多作用，还对肝癌、糖尿病、支气管炎等患者有明显的治疗作用。

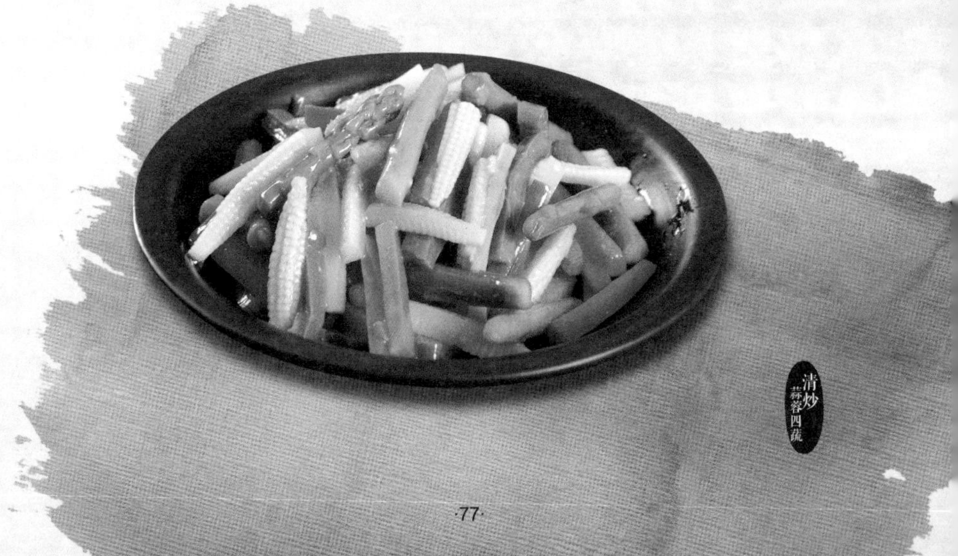

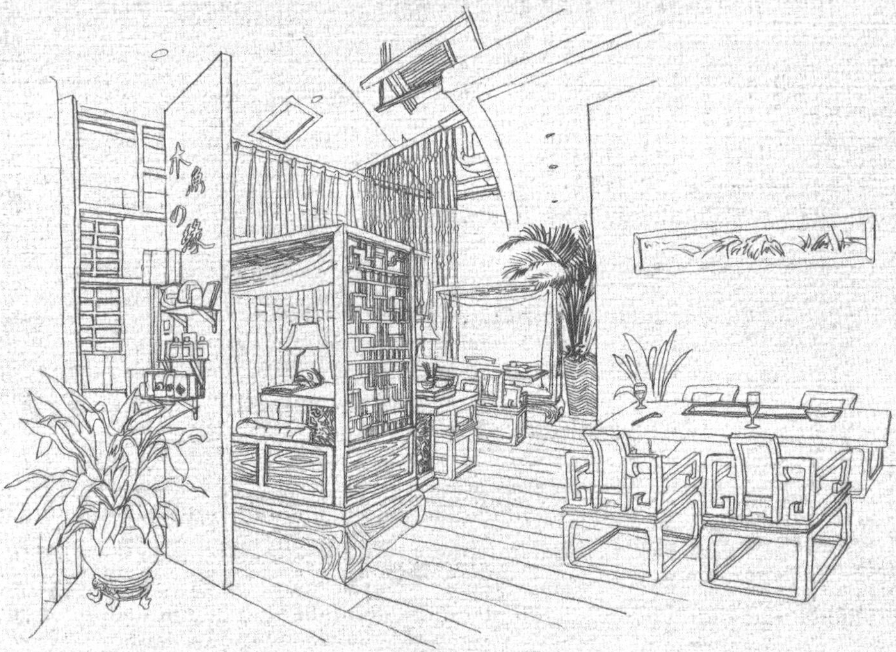

木鱼的缘

在北京最为热闹繁华的西单，深藏着一家茶禅一味的素食餐厅——木鱼的缘。西式现代而简约的装修搭配东方神秘而静谧的禅素，浓浓的养生之素是这家餐厅的主旋律。

虫鸣鸟叫、云雾缭绕，仿佛人间仙境，所呈现的菜品也流露出艺术之美，抛弃世俗与周围的环境融为一体，不夸张、不刻意，让食客随时感受到轻松和自然。

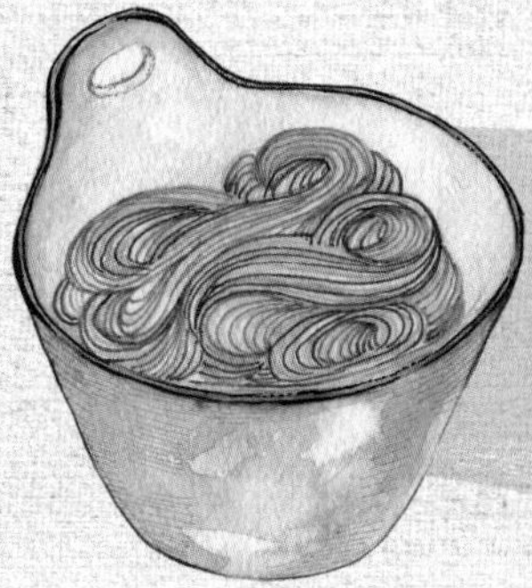

机缘三彩面

佛世尊无有分别，随其器量，善应机缘，为彼说法，是如来行。最幸福的就是和生命中重要的人一起品一碗三彩面，谈尽人生中的五味杂陈。

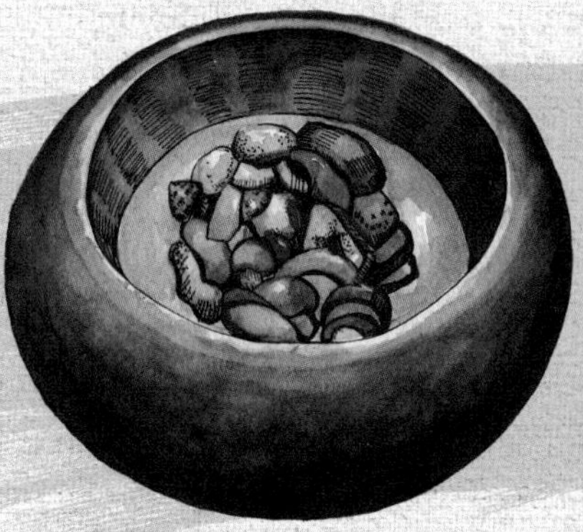

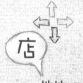

九转泉水罗汉斋

汇集十八种自然之味，凝聚三菇三耳的鲜香灵气，组成了这道佛门名菜，味道如夏日泉水，九转回环，亦如人生，平淡中带着品不尽的百变滋味。

店

地址：
北京市西城区华远街9号置地星座大厦5号楼5-3号

芒种

公历六月五日至七日

〔陆月〕

05-07

五月节，唯有芒之种谷可稼种矣。

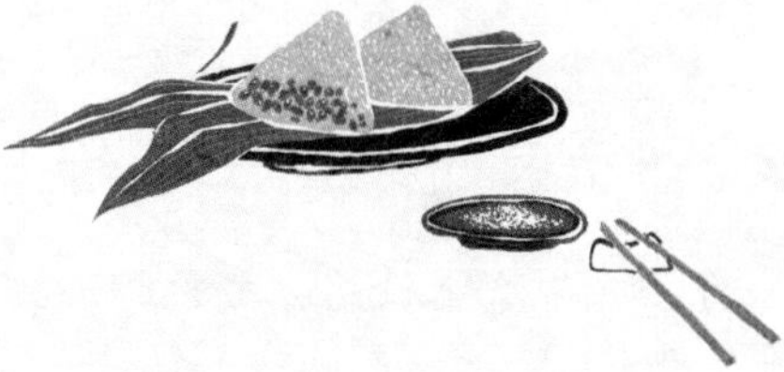

芒种节气的饮食原则

多食清淡食物：饮食调养方面应清补，勿过咸、过甜。对女性而言，应少吃辛热，多吃一些清利热湿之品如绿豆，还应常吃健脾利湿之品，以防妇科病缠身。历代养生家都认为夏三月的饮食宜清补，可多吃新鲜蔬菜、瓜果等。

忌肥甘厚味辛热：夏季气候炎热，人体汗出较多，因此不宜食用肥甘厚味及燥热之品，如人参等补品。这些药材性辛热，炎热夏季过多食用后，会使人非常烦躁，同时也容易引起消化道及全身性的一些疾病或不适，如便秘、痔疮、口唇干裂、咽炎等。

长夏饮食稍温辛：中医学认为，长夏的饮食要稍热一点，不要太寒凉，且要少食多餐。在中国一些南方地区，夏季炎热多雨，疾病以暑病为多，不少人有食辣椒的习惯，这是因为吃辣可以增强食欲，促使人体排汗，在闷热的环境里增添一份凉爽舒适感。适当吃点生姜对夏季养生也大有好处。多吃补血养心、健脾益气的食物，如糯米、黄豆、南瓜、奶类等。

芒种

〔陆月〕

05-07

◆芒种气候

芒种，意为有芒的麦子快收，有芒的稻子可种。《月令七十二候集解》中记载：『五月节，唯有芒之种谷可稼种矣。』此时中国长江中下游地区将进入多雨的黄梅时节。

◆芒种三候

一候螳螂生，二候鹏始鸣，三候反舌无声。

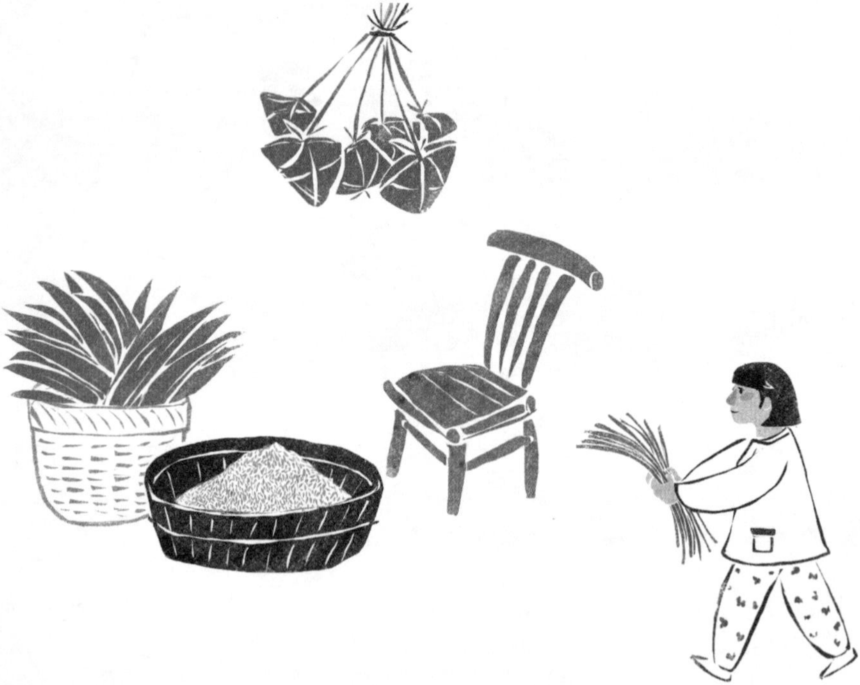

芒种芒种，样样都种

芒种的由来有两种说法，第一种说法是芒种时节，有芒作物的种子纷纷成熟，抓紧时间抢收很重要；第二种说法是芒种时节是晚谷、黍、稷等夏播作物播种最忙的季节，一旦错过这段时间，就会影响农作物的收成，因此也称芒种为“忙种”。

中国人的端午节

每年农历的五月初五便是端午节。端午节是中国汉族人民纪念我国伟大爱国主义诗人屈原的传统节日。相传屈原是春秋时期楚怀王的大臣，因不忍舍弃自己的祖国而投江自尽。百姓为了保护屈原的尸体不被鱼虫啃食，纷纷制作米团投入江中，后来逐渐演变成了如今的粽子。端午节除了吃粽子，还有很多习俗。

赛龙舟：赛龙舟是端午节的重要活动，在我国各个地区普遍流行。明清两代，宫廷中会在端午节当天举行龙舟表演，民间还会举行龙舟大赛。

缝香包：少女们用布缝制成各种香包，内装香料，在端午节当天将香包佩戴在胸前，如果香包被男青年抢去，则表示少女的手艺得到了异性的好评。

吃五黄：相信很多人还记得《白蛇传》中，白娘子被迫喝雄黄酒的情节。其实雄黄酒是杭州人端午节必喝的饮品，雄黄酒、黄鱼、黄瓜、咸蛋黄、黄鳝组成为“五黄”。

芒种煮梅，风雅一夏

据史料记载，夏朝时民间就有了芒种时节煮梅的习俗，芒种前后正是梅子成熟的季节，但是，这时的乌梅味道却酸涩，不能直接食用，因此人们就用糖或盐与梅子一起煮汁。

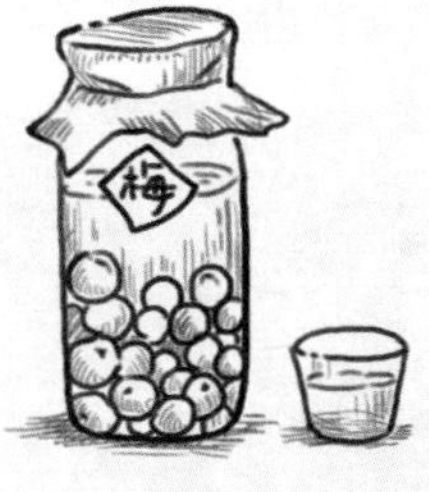

小吃 芒种 民俗美食

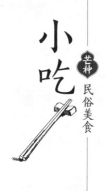

青梅煮酒论英雄

芒种时节，天气开始变得炎热起来。在我国南方，每年五六月份是梅子成熟的季节，这个时候，邀上三五好友，共饮一杯青梅饮品，想必很有三国时煮酒论英雄的气概。青梅含有多种天然优质有机酸，具有清洁血液、降血脂、消除疲劳、美容、调节身体酸碱平衡的功效。

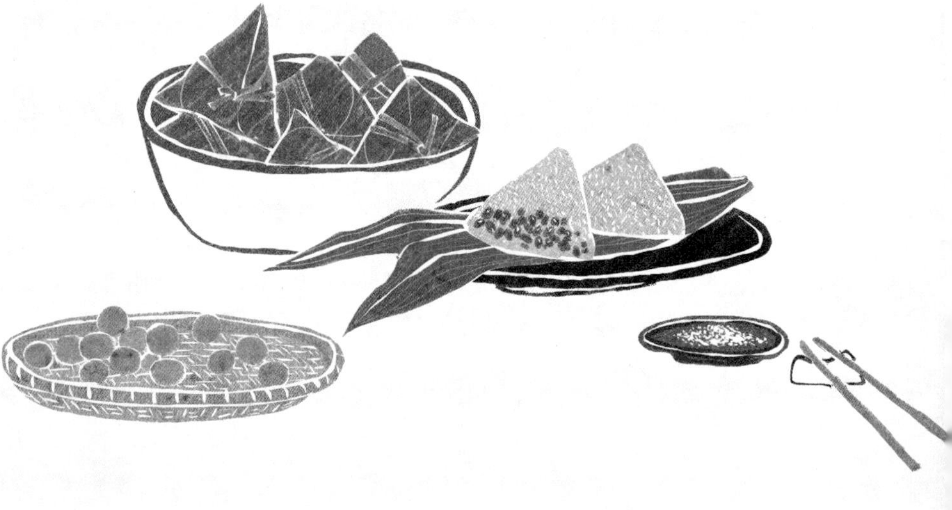

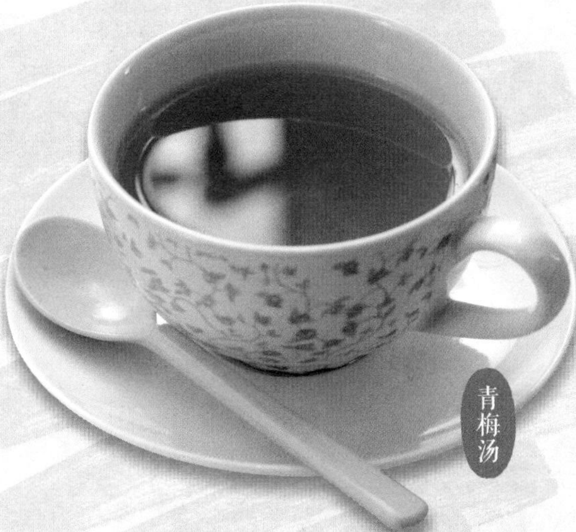

青梅汤

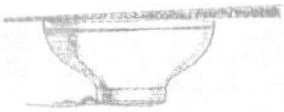

材料/鲜青梅500克。
调料/木糖醇适量。

做法

1. 将青梅洗净，备用。

2. 将青梅和木糖醇置瓦罐中捣烂，加盖（留少许空隙透气）。

3. 7天后用纱布绞汁，将汁置于砂锅中煮沸，晾凉后即可饮用。

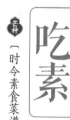

菜市场采购手记

空心菜：空心菜的粗纤维含量丰富，可促进肠道蠕动，加速体内毒素排出体外，起到清热解毒、通便的作用。另外，空心菜还是糖尿病患者的食疗佳蔬。

茼蒿：茼蒿具有调胃健脾、降压补脑等效用。常吃茼蒿，对咳嗽痰多、脾胃不和、记忆力减退、习惯性便秘均有较好的疗效。

蒜蓉空心菜

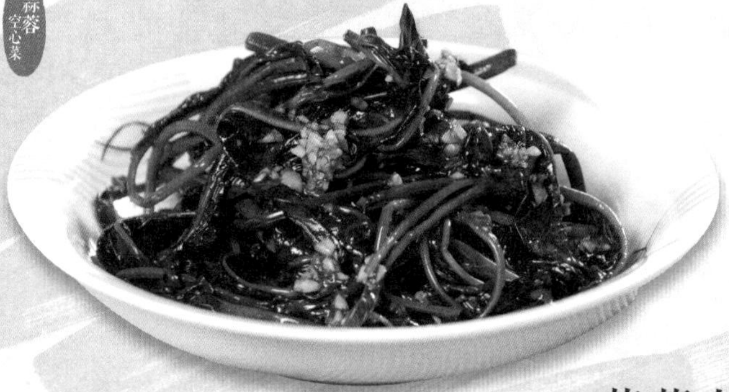

蒜蓉空心菜

材料 / 空心菜 300 克、蒜 50 克。

调料 / 植物油、盐、鸡精、香油、酱油、干红辣椒、花椒各适量。

做法

1. 将空心菜择洗干净，切段，放入沸水中焯烫后，捞出，沥水。

2. 将蒜去皮，洗净，剁成蒜蓉；干红辣椒洗净，去蒂、籽，切段。

3. 锅置火上，倒植物油烧热，放干红辣椒段、花椒炒至呈棕红色，倒入空心菜，加盐、酱油、蒜蓉炒至菜熟，加鸡精调味，淋香油即可。

辣炒茼蒿

材料/茼蒿500克、红椒20克、蒜泥10克。

调料/植物油、盐、白糖、香油、白腐乳、水淀粉各适量。

做法

1. 首先把茼蒿择好洗净，切成长4厘米左右的段，沥水备用。接着把红椒去蒂、去籽后洗净，切成细丝。

2. 取一小碗，放入4块白腐乳，加少许清水，搅碎拌匀制成白腐乳汁。

3. 锅内放油烧至六成热时，放入蒜泥、红椒丝和白腐乳汁煸炒。出香味后放入茼蒿段炒匀，加盐、白糖翻炒。茼蒿炒熟后，倒入水淀粉勾芡，最后滴上数滴香油，翻炒均匀即可出锅。

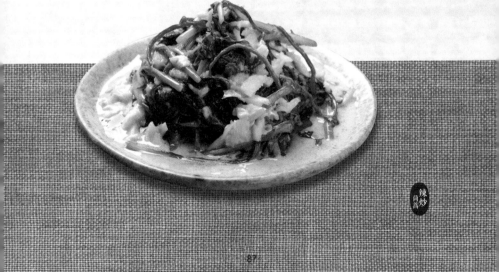

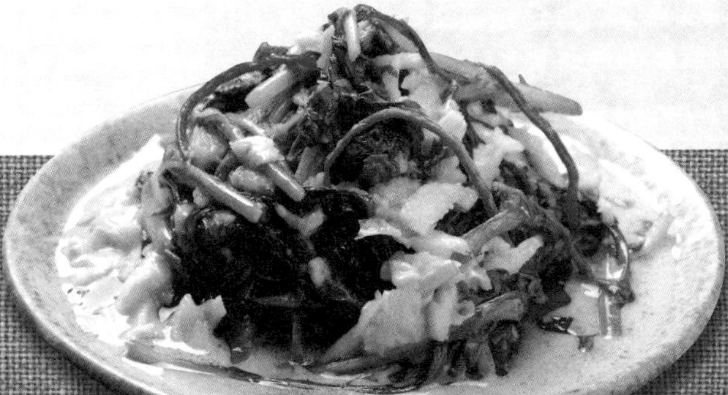

辣炒茼蒿

夏至

公历六月二十一日至二十二日

〔陆月〕

21–22

五日北至，日长之至，日影短至，古曰夏至。

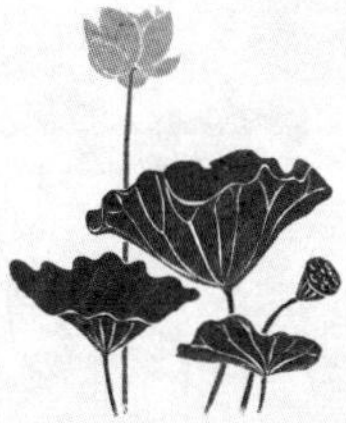

夏至节气的饮食原则

适当多吃酸味和咸味食物：夏季是多汗的季节，出汗多，则盐分损失也多，若心肌缺盐，心脏搏动就会出现失常。中医认为此时宜多食酸味以固表，多食咸味以补心。《素问·藏气法时论》曰：『心苦缓，急食酸以收之』，『心欲软，急食咸以软之，用咸补之，甘泻之』。就是说藏气好软，故以咸柔软也。

不宜多吃过寒食物：从阴阳学角度看，夏季体外越热，体内越冷，因此饮食不可过寒，如《颐身集》所说，夏季心旺肾衰，即外热内寒之意，因其外热内寒，故冷食宜少不宜多，贪多定会寒伤脾胃，令人吐泻。西瓜、绿豆汤、乌梅、小豆汤，虽为解渴消暑之佳品，但不宜冰镇食之。按中医学的脏与脏之间的关系，『肾无心之火则水寒，心无肾之水则火炽。心必得肾水以滋润，肾必得心火以温暖』，从中不难看出心、肾之间的重要关系。

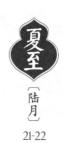

夏至

〔陆月〕

21-22

◆夏至气候

夏至，为北半球夏季的开始，北半球的白天一天比一天缩短，黑夜一天比一天加长。此时气温继续升高，有『夏至不过不热』的说法。

◆夏至三候

一候鹿角解，二候蝉始鸣，三候半夏生。

夏至到，数着伏天过日子

从夏至后的第三个庚日开始，正式进入了夏天，也象征着伏天就此开始了。我们都很熟悉“一九二九不出手”这首关于冬至的九九歌，其实夏至也有自己的九九歌。而且在不同的地区还有多个不同的版本。宋人周遵道在《豹隐纪谈》中记载有一首《夏至九九歌》，生动形象地表现了九个伏天的特点。

《夏至九九歌》

一九二九，扇子不离手；
三九二十七，吃茶如蜜汁；
四九三十六，争向街头宿；
五九四十五，树头秋叶舞；
六九五十四，乘凉不入寺；
七九六十三，入眠寻被单；
八九七十二，被单添夹被；
九九八十一，家家打炭墼。

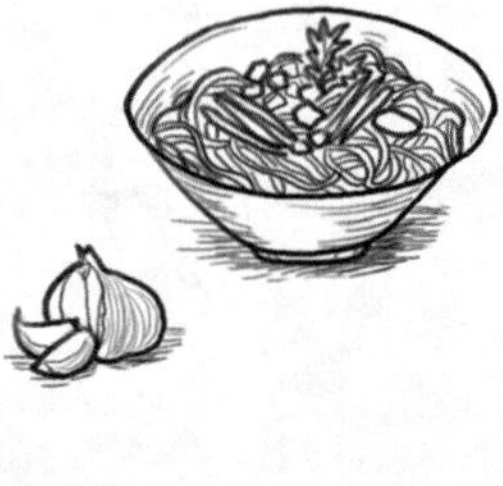

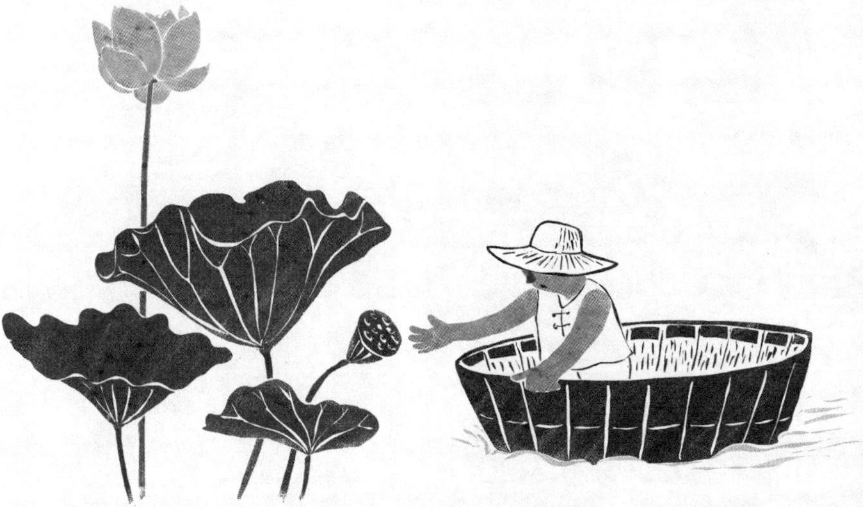

诗情画意的观莲节

自宋代开始，每年的农历六月二十四就被定为观莲节，在这一天民间会举行各种与莲花相关的活动。

放荷灯：除了乘舟赏荷、消暑纳凉，放荷灯也是最为常见的庆祝活动，观莲节当日晚上，人们用长柄荷叶或莲蓬做成小灯笼，在其中点上蜡烛，对其祈福后放在河中，让其随波逐流。

品莲撰：在观莲节享用由莲花制作而成的美食是文人墨客的一大爱好，唐代史书中曾有关于观莲节吃荷叶饭的记载；宋代则喜欢用花瓣做成莲花糕；明代则好饮荷花酒。

约会：古代未婚女子是不允许随便外出的，唯有观莲节这一天才有接触同龄异性的机会，因此观莲节也成为优美浪漫的节日。诗人徐阆斋曾作诗：“荷花风前暑气收，荷花荡口碧波流，荷花今日是生日，郎与妾船开并头。”

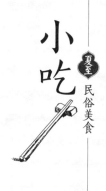

冬至混沌夏至面

夏至吃面是源自汉族的风俗，后来流行至全国大部分地区。夏至面也叫“入伏面”。夏至虽不是夏天最热的时候，但表示炎热的夏天已经到来。由于温度的升高，人们逐渐感到食欲不振，变得消瘦，因而人们也称夏天为“苦夏”。为了应对苦夏，百姓的食物开始转变成热量低、清凉、好制作的食品，面条通常为一般家庭的首选。

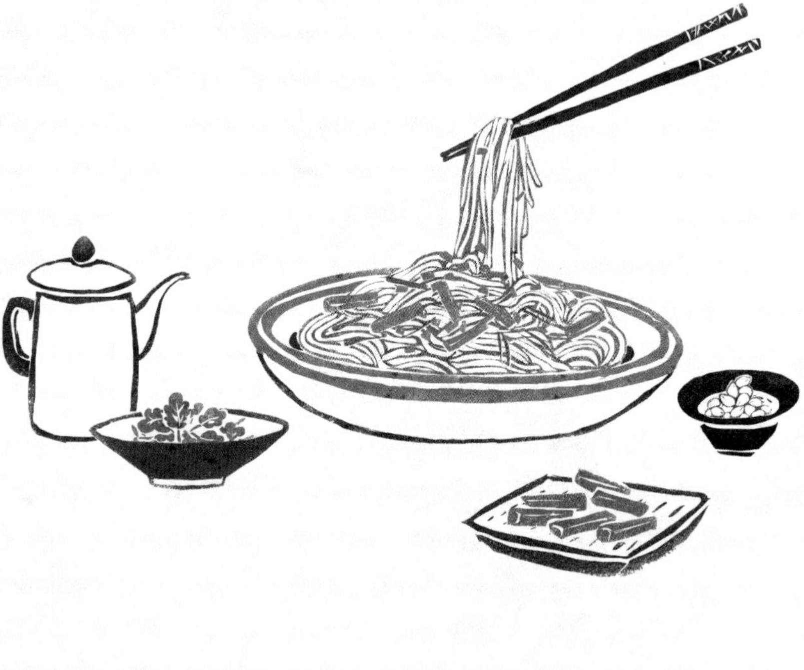

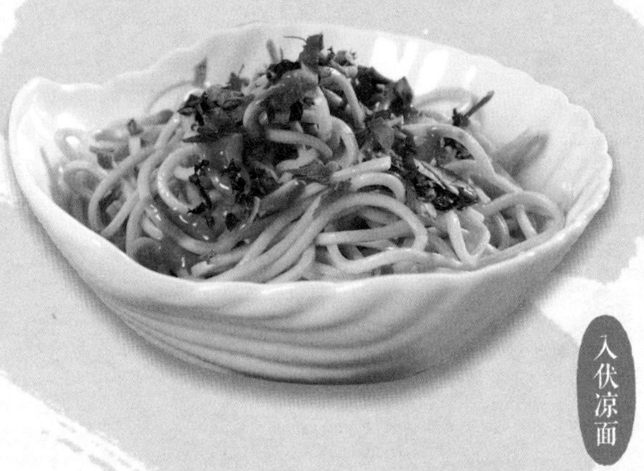

入伏凉面

材料/面条250克、香椿150克。

调料/熟植物油、味精、酱油、芝麻酱、香油、盐、葱花各适量。

做法

1. 将面条放入沸水锅中煮熟，捞出过凉水，捞入碗中加熟植物油拌匀。

2. 香椿择洗净，放入沸水中稍焯，捞出晾凉，切成碎末；碗中放入芝麻酱、凉开水、盐、味精，搅拌均匀，调成芝麻酱汁；酱油入锅中稍加热，盛入碗中，加入香油、味精，调成酱油汁；将芝麻酱汁、酱油汁、香椿末、葱花均放入面条碗中，拌匀即可。

菜市场采购手记

豌豆：豌豆具有益中气、止泻痢、利小便等功效。对乳汁不通、脾胃不适、呕吐、泄痢等病症有食疗作用。

西葫芦：六月是西葫芦大量上市的时节，天气炎热，茶饭不思时，肉厚、多汁的西葫芦总是能勾起好食欲。西葫芦富含水分，有润泽肌肤、提高免疫力、调节新陈代谢、抗病毒的功效。

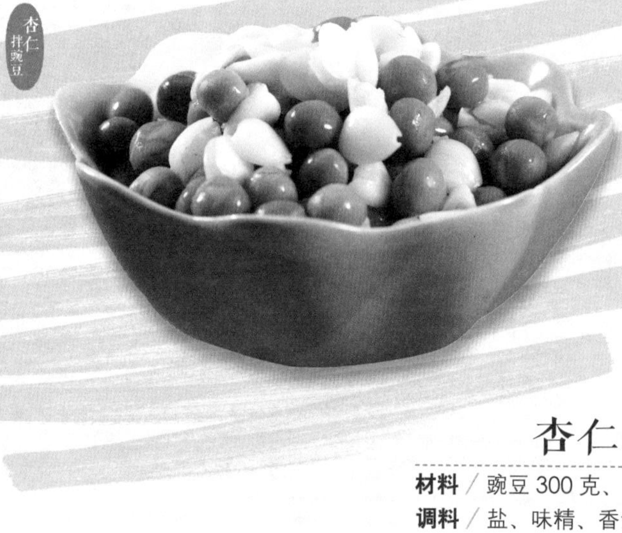

杏仁拌豌豆

材料 / 豌豆 300 克、杏仁 50 克。

调料 / 盐、味精、香油各适量。

做法

1. 豌豆洗净，放入沸水锅中煮熟捞出，沥水，晾凉盛入盘中；杏仁洗净，沥水，与豌豆一并放入盘内。

2. 在豌豆、杏仁盘中加入适量盐、味精，搅拌均匀，淋入香油即可。

素炒西葫芦

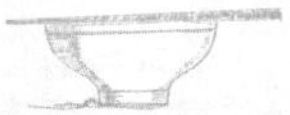

材料/西葫芦500克、海米20克。

调料/枸杞子、葱花、姜片各10克，植物油、盐、白糖、甜面酱、料酒、鸡精、胡椒粉、水淀粉、高汤各适量。

做法•

1. 把西葫芦洗净，切成厚片，放在盘中备用。

2. 锅内放油烧至五成热，放入葱花、姜片、海米和甜面酱，煸炒片刻。接着倒入高汤，放盐、白糖、料酒、鸡精和胡椒粉，最后放入西葫芦同煮。西葫芦将熟时，放入枸杞子，最后用水淀粉勾芡，大火炒匀后即可出锅。

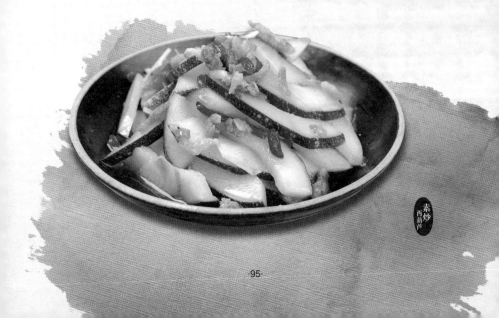

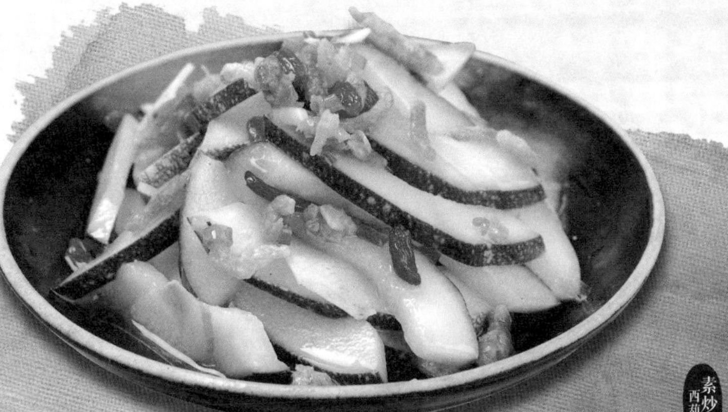

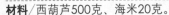

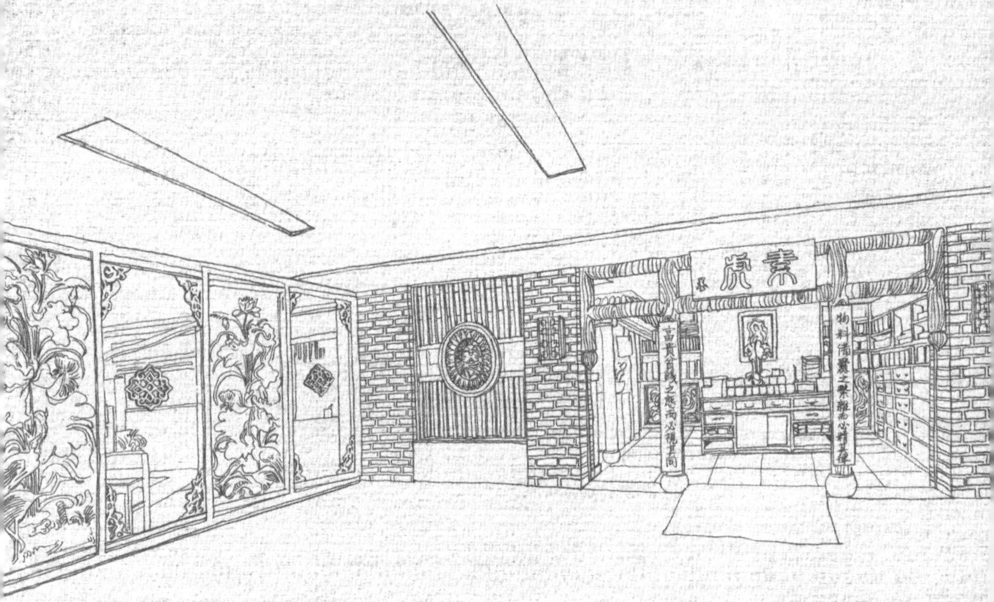

素虎

素虎素食餐厅是一家净素餐厅，餐厅内无烟、无酒、无蛋、无肉、无奶，所提供的食材也都经过严格筛选，烹调过程极为讲究。除了尊崇自然之风，选择天然蔬果、鲜蘑珍菌、百谷精华外，素虎还推崇着养生素食的理念，坚持选用不含反式脂肪酸的坎若拉植物黄油、菲律宾进口椰子油、韩国幼砂糖、高品质阳光小麦、马来西亚进口可可粉、非转基因花生、非转基因芝麻等多种健康食材，使每一款菜品都具有极高的品质。

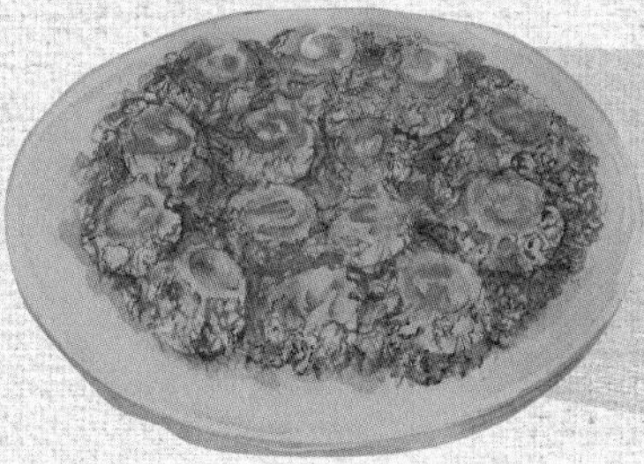

冰花煎饺

饺子于中国人而言，早已超越了普通美食，成为一种文化、一缕乡愁、一段回忆。当一个个独立的饺子被晶莹的冰丝联结起来时，便是用山珍海味也难换。

清华店
北京市海淀区双清路88号华源世纪商务楼东侧二层

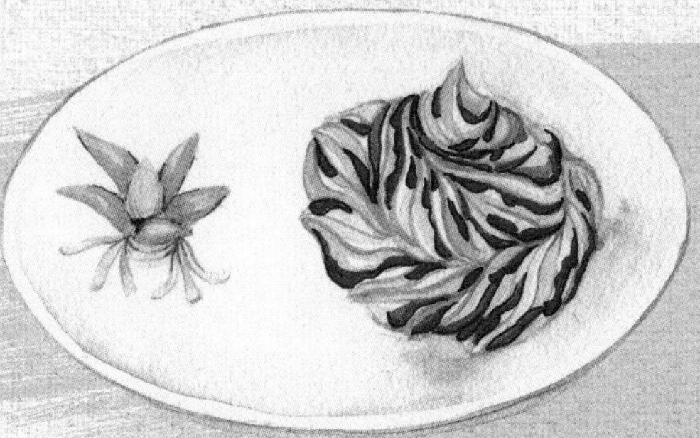

蓝莓山药

蓝莓活泼、跳跃、香甜，化在舌尖，如同夏天的精灵；山药绵软、醇厚、清淡，捧在手心，宛若秋天的硕果。所谓绝配，大概指的就是当蓝莓遇到山药吧。

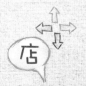

丰联店
北京市朝阳区朝阳门外大街18号丰联广场三层

小暑

公历七月六日至八日

〔柒月〕

06–08

六月节，暑，热也，今则热气犹小也。

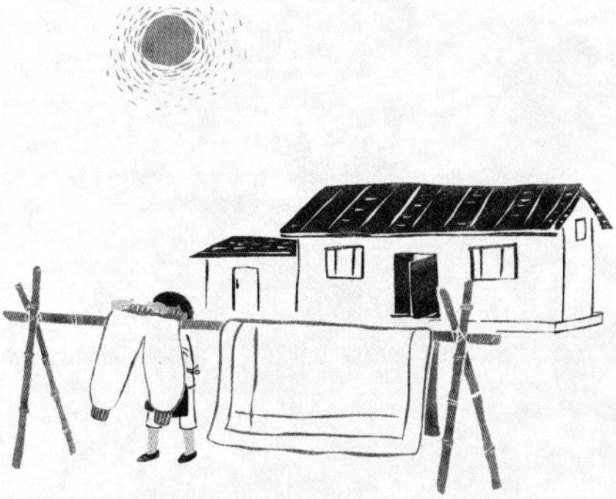

小暑节气的饮食原则

多吃消暑食物：『热在三伏』，此时正是进入伏天的开始。『伏』即伏藏的意思，所以人们应当少外出以避暑气。民间度过伏天的办法是吃清凉消暑的食品。俗话说『头伏饺子二伏面，三伏烙饼摊鸡蛋』，这种吃法便是为了使身体多出汗，排出体内的各种毒素。天气热的时候要喝粥，用荷叶、土茯苓、扁豆、薏米、猪苓、泽泻、木棉花等材料煲成的消暑汤或粥，或甜或咸，都适合此节气食用，多吃水果也有益于防暑，但是不要食用过量，以免增加肠胃负担，严重的会造成腹泻。

多酸生津兼敛汗：炎热夏季出汗较多，食欲不振，四肢乏力，脾胃功能降低。酸味食物能敛汗止泻、祛湿，可预防人们因流汗过多而耗气伤阴，又能生津解渴、健胃消食。因此，夏季应适当吃些酸味食物，如番茄、柠檬、草莓、乌梅、杨梅、葡萄、山楂、菠萝、芒果、猕猴桃等。此外，持续高温下细菌易繁殖，多吃酸味食品可增加胃液酸度，帮助杀菌和消化。

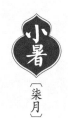

小暑

〔柒月〕

06-08

小暑气候

绿树浓荫，时值小暑。暑，表示炎热的意思，小暑为小热，还不十分热。意指天气开始炎热，但还没到最热。

小暑三候

一候温风至，二候蟋蟀居宇，三候鹰始鸷。

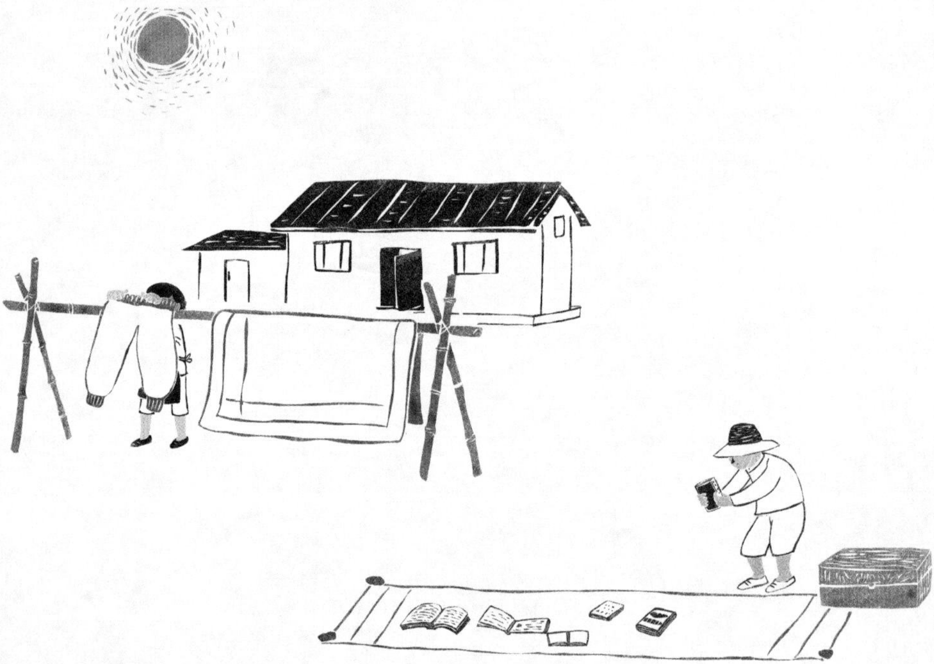

小暑大暑，上蒸下煮

“暑”代表炎热的意思，小暑指天气开始炎热了，但是却还没到最热，因此叫作小暑。小暑虽不是一年中最炎热的季节，但南方等地的平均气温也可高达26摄氏度，偶尔还会出现32摄氏度以上的高温。小暑紧接着就是一年中最热的节气大暑，相较于大暑，小暑的天气更为潮湿闷热，各地雷暴雨较多，“倒黄梅”的现象时有发生。

六月六，天贶节

农历六月初六是汉族传统节日天贶节，又称“回娘家节”或“姑姑节”。相传乾隆皇帝在六月六这天巡礼杭州，赶上暴雨，龙袍被淋湿了，只好借穿百姓的衣服，等龙袍晒干再换上，由此便有了“六月六，晒龙袍”的传说。后来六月六的主要民俗活动也变成了晒衣服、晒书、驱虫等。这些民俗多与小暑阳光明媚的天气有一定关联。

晒衣：在河南地区，六月六晒衣服又被称为“晒伏”，家里的女眷会在这一天整理家中所有的衣物、棉被、鞋子、首饰等，放在阳光下暴晒用以驱虫。

晒书：相传唐代高僧玄奘从西天取佛经回国，过海时，经文被海水浸湿，而那一天正好是六月初六，由此演变出六月六晒书的习俗。又因为小暑季节多雨潮湿，在阳光好的日子晒书，更利于书籍的保存。

小暑时节关于风的忌讳

农民对小暑期间风的走向有许多忌讳，有谚语“小暑若刮西南风，农家忙碌一场空”，“小暑西南风，三车勿动”等。意思是如果小暑期间刮了西南风，不仅会影响庄稼的收成，还会导致油车、纺车、风车都不转动，影响劳作。

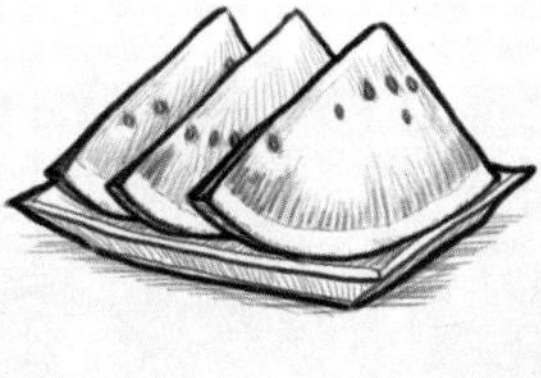

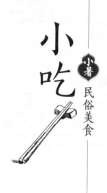

伏羊一碗汤，不用开药方

在我国鲁南和苏北地区有在小暑当天吃小山羊的习俗，称作“吃暑羊”。小暑时节，正值农闲的时段，辛苦了半年的农民会在这个时候宰杀肉质肥嫩的小山羊来进补。这一习俗最早可以追溯到尧舜时期，当时还有“彭城伏羊一碗汤，不用神医开药方”的说法。中医认为，羊肉味甘而不腻，性温而不燥，具有补肾壮阳、暖中祛寒、温补气血、开胃健脾的功效。

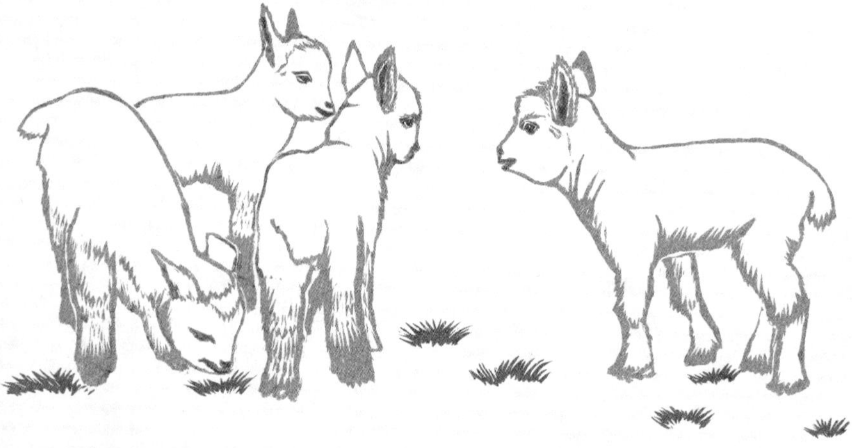

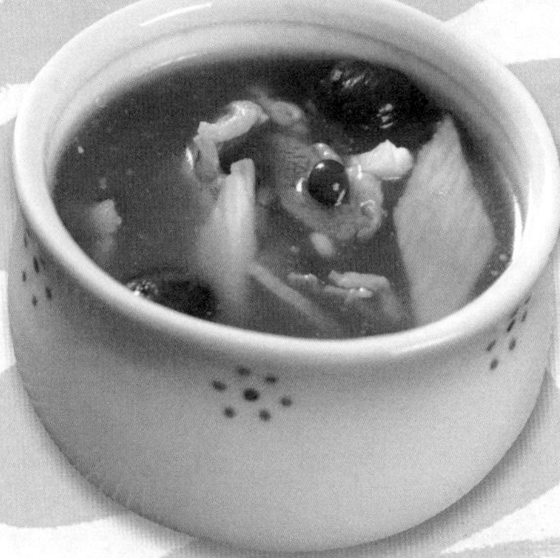

芪桂素羊肉汤

芪桂素羊肉汤

材料/素羊肉250克，黄芪、芡实各30克，桂圆肉、山药各15克。
调料/盐适量。

做法

1. 将山药洗净，去皮，切片备用。

2. 将素羊肉块、黄芪、芡实、桂圆肉、山药片同煮汤。

3. 煮熟后，加入适量盐调味即可。

贴心提示：

素羊肉可在各大超市购买。

吃素

小暑 【时令素食菜谱】

菜市场采购手记

茭白：古书记载：『历下有四美蔬，春前新韭，秋晚寒菘，夏蒲茭根，冬畦苔菜。』茭根就是茭白。茭白含较多的蛋白质、脂肪，具有健壮机体的作用。

毛豆：毛豆是夏天常见的解暑小吃。毛豆中的钾含量很高，夏天食用可以帮助弥补因出汗过多导致的钾流失，因而缓解由于钾流失引起的疲乏和食欲下降。

卤水毛豆

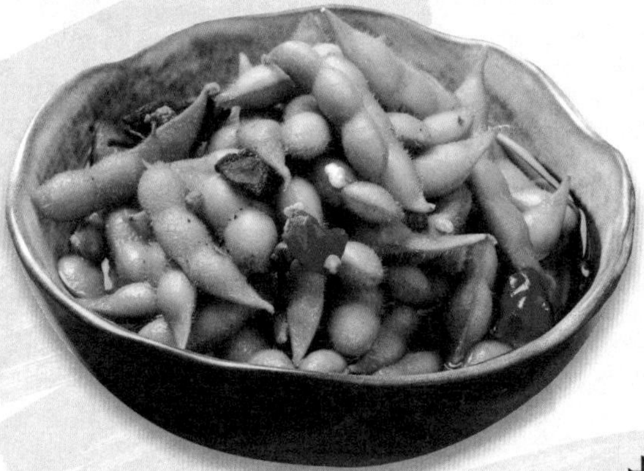

卤水毛豆

材料 / 毛豆 500 克、泡椒适量。

调料 / 花椒、大料、香叶、桂皮、草果、姜片、盐、味精各适量。

做法

1. 将毛豆洗净，连豆荚一起入沸水锅中焯烫，捞出沥干备用。
2. 锅内倒入适量水，用大火烧沸，放入毛豆，滑散。
3. 下入花椒、大料、香叶、草果、桂皮、姜片、泡椒，用中火煮5分钟左右，加入盐、味精煮至入味。
4. 关火后，毛豆在锅内浸卤1小时，晾凉即可食用。

干煸茭白

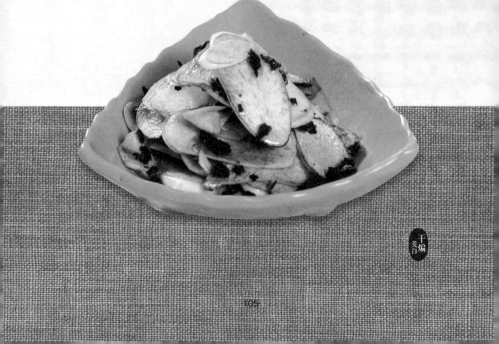

材料/嫩茭白300克、芽菜末30克。

调料/酱油、料酒、盐、香油、植物油各适量。

做法

1. 将茭白去皮，切去老根，切成片。

2. 炒锅放油烧至六成热，放入茭白炸至棱角微呈黄色、皮皱时，加入酱油、盐翻炒入味，放入芽菜末，烹入料酒，淋上香油即可。

贴心提示：

茭白含有大量氨基酸，味道鲜美，是中国特产的优良蔬菜，可煮食或炒食。

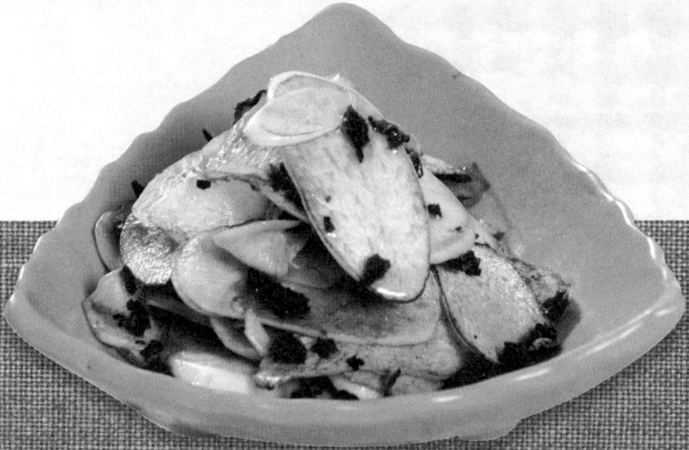

大暑

公历七月二十二日至二十四日

〔柒月〕

22-24

小暑后十五日斗指未为大暑，六月中。

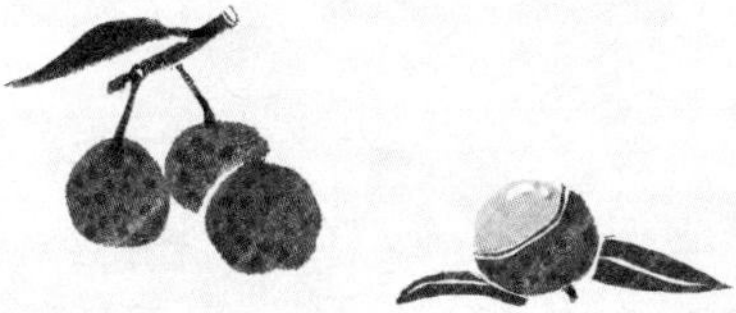

大暑节气的饮食原则

多吃些燥湿健脾的食物：可用陈皮10克（鲜皮加倍），冰糖适量，用开水浸泡后代茶饮。具有理气开胃、燥湿化痰的功效，适用于暑湿所致的脘腹胀满、饮食无味者食用。大暑时节，除了炎热外，还会出现多雨或阴雨绵绵的天气，气候特点以潮湿闷热为主，所以从传统养生学的角度讲，特别要注意对暑湿的预防。暑湿侵害人体可出现胸膈满闷、饮食无味、口中黏腻、头昏脑涨、肢体困重等症状，所以应以消暑清热、化湿健脾的方法进行预防或治疗。

益气养阴的食物不可少：大暑天气酷热，出汗较多，容易耗气伤阴，此时，人们常常是『无病三分虚』。因此，除了要及时补充水分外，还应常吃一些益气养阴的食品以增强体质，使湿热之邪无机可乘。但所选食物一定要清淡，不可过于滋腻，否则极易伤胃，导致消化不良。如山药、红枣、鸡蛋、牛奶、蜂蜜、莲藕、木耳、豆浆、百合粥等，都是夏日进补的佳品，可根据个人口味选用。

大暑

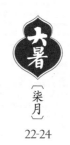

〔柒月〕

22-24

◆大暑气候

大暑正值中伏前后，是一年中最热的时期。此时茉莉、荷花盛开，香气浓郁，民间有饮伏茶、晒伏姜、烧伏香等习俗。

◆大暑三候

一候腐草为萤，二候土润溽暑，三候大雨时行。

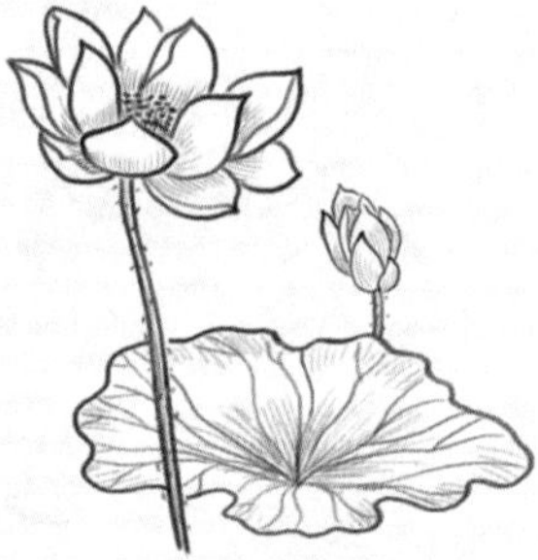

骄阳似火热难耐

大暑是一年中最热的节气，这一时期全国各地平均温度达到最高点，虽然高温的气候条件非常适宜农作物的生长，但是却给人们的耕种和生活带来了很多不便，使得农活变得更加辛苦。特别是在我国有“三大火炉”之称的南京、武汉和重庆，更是酷暑难耐。不过大暑虽然热，却也有它美丽的一面，大暑时节，正是茉莉、荷花的花季，为炎热的天气带来了一丝视觉享受。

大暑至，趁着新月品荔枝

在我国福建一带，大暑有个非常有趣的习俗就是吃荔枝，俗称“过大暑”。在宋比玉的《荔枝食谱》中曾记载：“采摘荔枝要含露采摘，并浸在冷泉中，食时最好盛在白色的瓷盆上，红白相映，更能衬出荔枝色彩的娇艳；晚间，浴罢，新月照人，是品尝荔枝的最好时间。”相传大暑吃荔枝，其营养价值和吃人参一样高，这并不是毫无科学根据的。中医认为，荔枝性平味甘，微酸。有生津止渴、健脾和胃的功效。夏季食用可补气养血、填精益颜。

冬病夏治，注意养生

大暑时节，中医讲究通过夏天高温的环境来调养一些冬季常发的阴寒慢性病。老年人应该注意尽量避免出行，以防酷热的天气造成热量消耗过大，体力不支。夏季不可过度贪凉，长期在空调房间逗留。在清晨和下午太阳不大的时候于树下乘凉是比较适合老年人的健康纳凉方式。

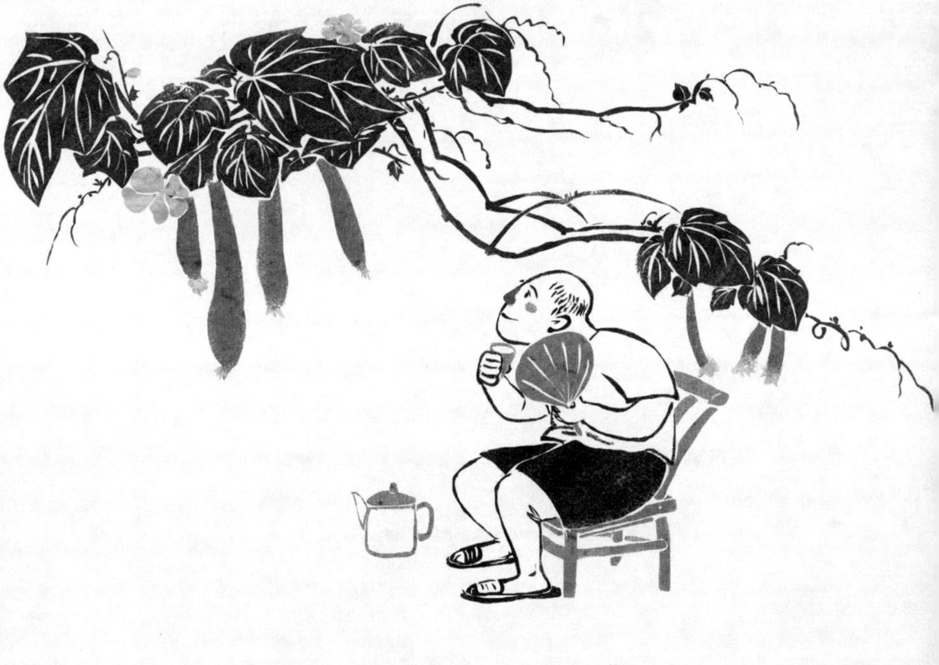

小吃 大暑 民俗美食

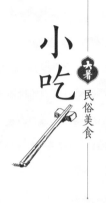

一只嫩鸡好度夏

大暑是一年当中气温最高的一段日子，连续的高温容易使体质虚弱的人出现胃口不佳、眩晕乏力、疲倦、心烦多汗等症状，这些症状在中医中称作“疰夏”。针对夏季人体的各种不适症状，民间有一传统的进补习俗，就是大暑吃童子鸡。童子鸡，是指还不会打鸣，生长刚成熟但未配育过的小公鸡。相比于普通的鸡肉，童子鸡的肉质鲜嫩，营养更丰富，更容易被人体消化吸收。在福建一代，大暑这天还讲究吃荔枝，并有“大暑吃荔枝，赛过吃人参”的说法。

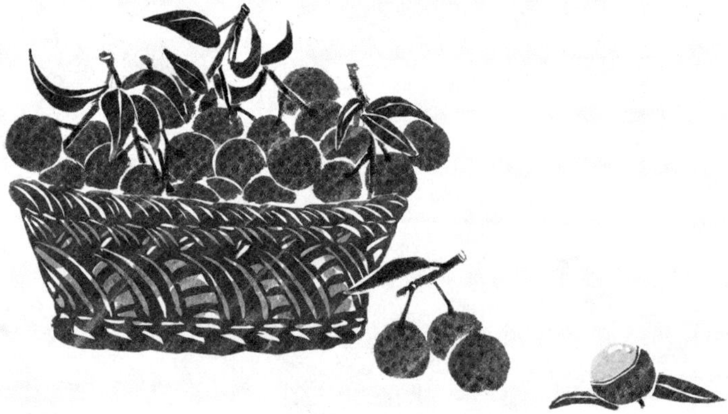

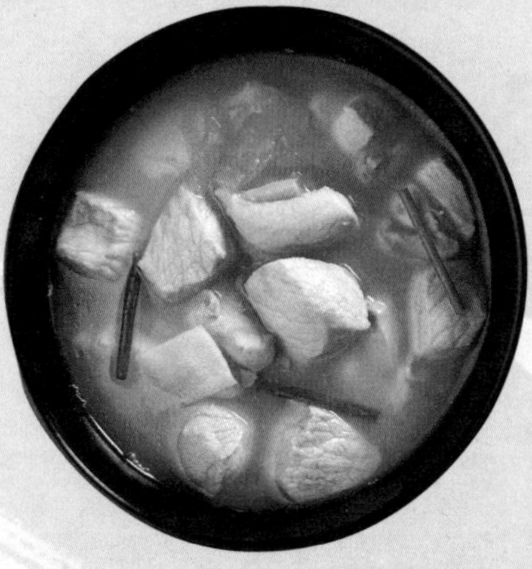

清炖素鸡块

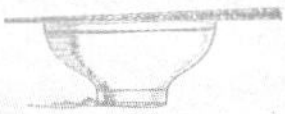

材料/素鸡肉200克，生姜5克，葱白10克，韭菜、白菜、笋片各适量。

调料/料酒、味精、高汤、胡椒粉、盐各适量。

做法

1. 素鸡肉切块；生姜洗净，切片；葱白洗净，切段；韭菜洗净切段，白菜洗净撕碎备用。

2. 将素鸡肉与韭菜段、白菜叶、笋片一同放入砂锅内。

3. 注入高汤，加盐、胡椒粉、料酒、生姜片、葱白段，炖煮2小时，再加味精调味即可。

贴心提示：

素鸡肉可在各大超市购买。

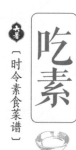

菜市场采购手记

苦瓜：苦瓜气味苦、无毒、性寒。具有清热解毒、清心明目、解乏、利尿的功效。在食欲不振的苦夏，吃苦瓜能够开胃祛火。

南瓜：南瓜又叫饭瓜，因为人们发现南瓜有很好的充饥效果，因此才得名饭瓜。南瓜中含有丰富的钴，能加快人体新陈代谢，对防治糖尿病、降低血糖有不错的疗效。

桂花南瓜粥

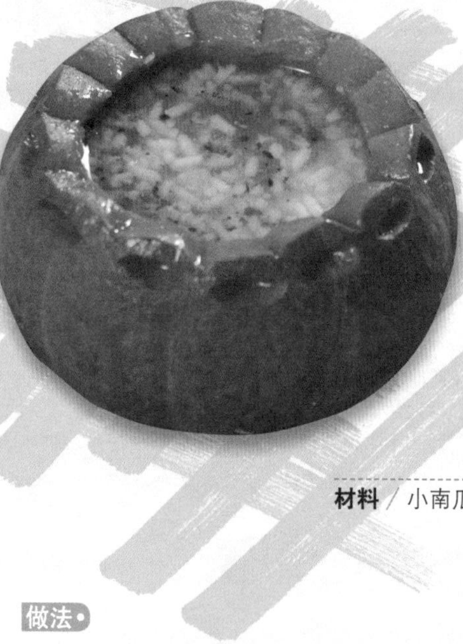

桂花南瓜粥

材料 / 小南瓜1个、大米200克。

调料 / 桂花酱适量。

做法

1. 小南瓜洗净，去除头部，挖去瓤、籽，置入蒸笼蒸30分钟，取出备用；大米淘洗干净。

2. 锅置火上，放入3杯清水烧沸，放入大米，先以大火煮沸，再转用小火熬煮成粥，放入桂花酱搅匀，随即装填入蒸熟的南瓜盅内，再蒸约5分钟，至南瓜甜味完全和粥汁相融即可。

梨子凉拌苦瓜

材料/苦瓜1根，梨、红椒、青椒各1个。
调料/白糖、盐、白醋各适量。

做法

1. 苦瓜剖开，去瓤、籽，洗净，切成细丝；梨去皮、籽，切成细丝；红椒、青椒去蒂、籽，洗净，切成丝。

2. 锅内加水烧沸，放入少许盐，水沸后放入苦瓜丝焯熟，捞出放入凉开水中浸一下。

3. 将苦瓜丝、梨丝、红椒丝和青椒丝放在碗内，加入盐、白糖、白醋，拌匀后即可。

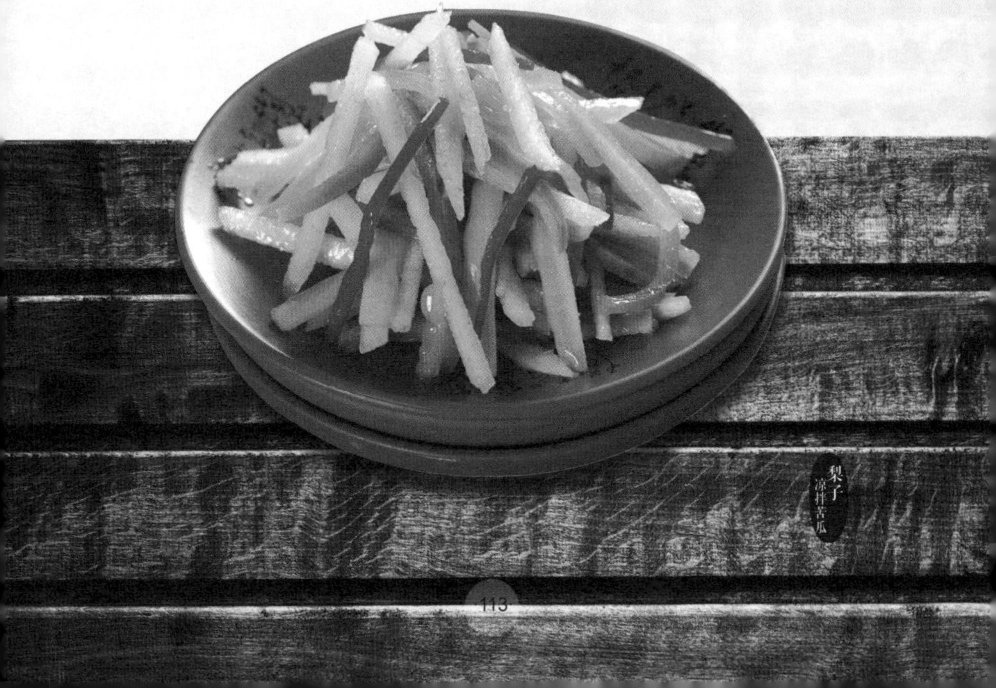

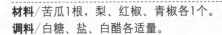

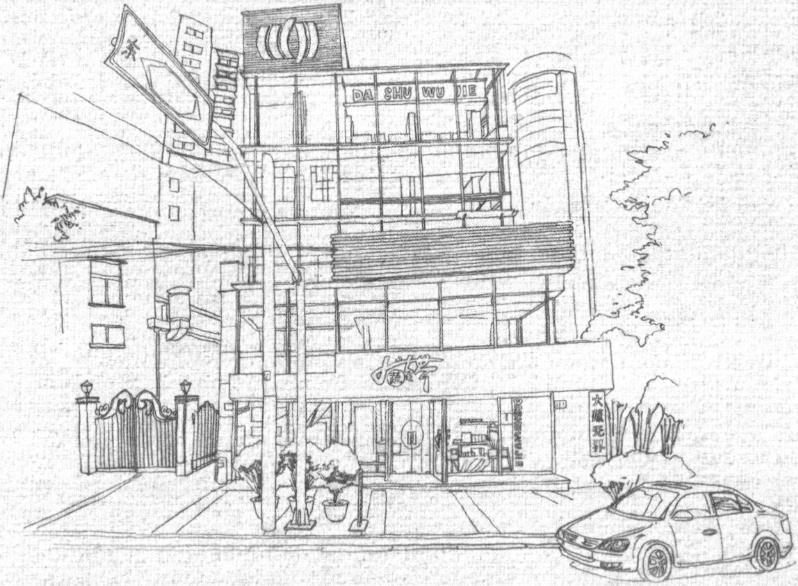

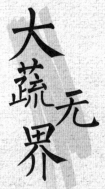

大蔬无界

在土生土长的老一辈上海人眼中，功德林、玉佛寺素斋是不可撼动的正宗素食至尊。然而，上海年轻人对素食的认识早已发生了潜移默化的改变，他们需要的是更健康、更环保、更时尚、更有品质的现代化素食享受，而大蔬无界这家素食餐厅刚好满足了年轻人对新素食的一切需求。大蔬无界是由餐饮界赫赫有名的“枣子树”宋先生一手创办，尚未开张就受到上海素食爱好者们的热烈关注，餐厅成立时间不长却迅速分布于上海各大繁华地段，开辟了上海素食新地标。

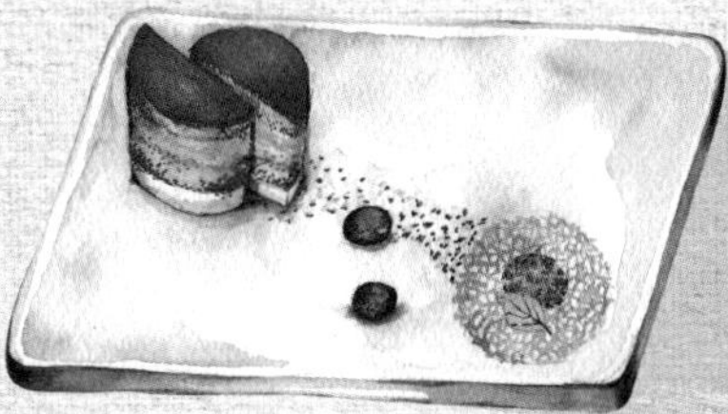

彩虹

“江城如画里，山晓望晴空。两水夹明镜，双桥落彩虹。”世上最美的风景不是晴空万里，而是大雨滂沱之后，天空中的那一抹彩虹。

店

徐家汇店

上海市徐汇区 天平路392号（近肇嘉浜路）

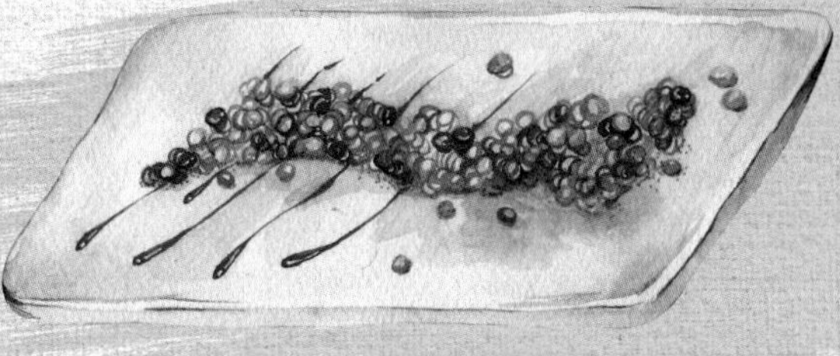

大珠小珠落玉盘

“嘈嘈切切错杂弹，大珠小珠落玉盘。”清新利口的绿豆、绵润糯香的黄豆、香甜味浓的红豆，如同三色宝石，让人欲罢不能。

店

外滩店

上海市黄浦区 中山东二路外滩22号4楼

环球金融中心店

上海市浦东新区 世纪大道100号上海环球金融中心3楼（近金茂大厦）

立秋

公历八月七日至九日

〔捌月〕

07-09

七月节，秋，揪也，物于此而揪敛也。

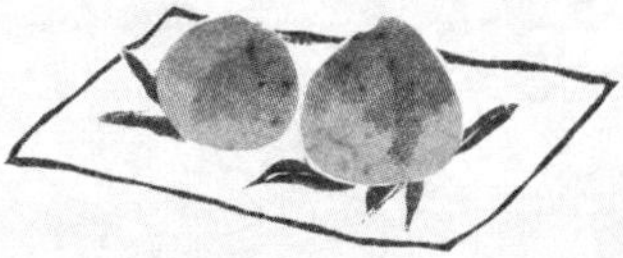

立秋节气的饮食原则

适当多吃酸味食物：在秋季养生中，《素问·藏气法时论》说：『肺主秋……肺欲收，急食酸以收之，用酸补之，辛泻之。』可见酸味收敛肺气，辛味发散泻肺，秋天宜收不宜散，要尽量少吃葱、姜等辛味之品，适当多食酸味果蔬。

立秋饮食不要过于生冷：此季天气由热转凉，人体为了适应这种变化，生理代谢也发生变化。饮食特别注意不要过于生冷，以免造成肠胃消化不良，发生消化道疾患。

适当多吃生津润燥食物：秋时肺金当令，肺金太旺则克肝木，故《金匮要略》又有『秋不食肺』之说。秋季燥气当令，易伤津液，故饮食应以滋阴润肺为宜。《饮膳正要》说：『秋气燥，宜食麻以润其燥，禁寒饮。』也有养生家主张入秋宜食生地粥，以滋阴润燥者。总之，秋季时节，可适当食用芝麻、枸杞子、百合、糯米、大米、蜂蜜等柔润食物，以益胃生津。

立秋

〔捌月〕

07-09

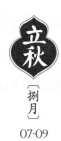

◆立秋气候

立秋，指暑去凉来，意味着秋天的开始。到了立秋时节，梧桐树开始落叶，天气逐渐由热转凉。立秋是秋季的第一个节气。

◆立秋三候

一候凉风至，二候白露生，三候寒蝉鸣。

宫廷里流传的古老迎秋仪式

秋天代表收获，立秋是秋天的开始。在自古以农业为重的中国，立秋这一天一直备受关注。为了迎秋，各个朝代都有不同的迎秋礼仪活动。周朝时，天子会率领文武百官到郊区举行祭祀仪式，回朝之后还要嘉奖军士；汉代时，天子除了率百官到郊区祭祀，随行的车旗、服饰均要以白色装点，并由天子亲自射杀动物，以兽祭天；宋朝时，立秋这一天，宫廷中会种植梧桐树，由太史官向天子禀报“秋来了”，禀报语音一落，就要设法让梧桐树掉下几片叶子以示吉祥。

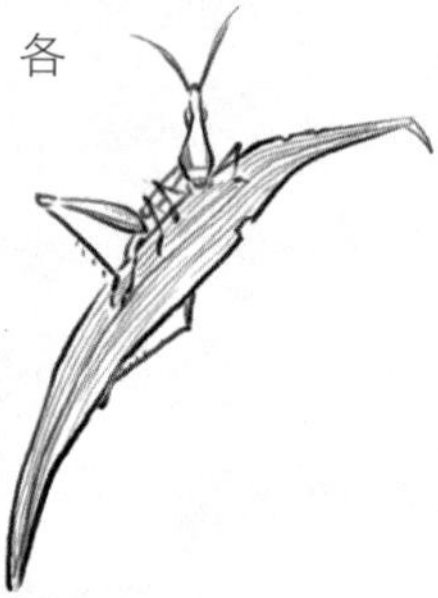

中国的情人节——七夕

立秋这个节气中最大的节日非七夕节莫属了。七夕节是汉族的传统节日，又称乞巧节、女儿节等。七夕节同现在的情人节一样，是最受姑娘们欢迎和重视的古代节日。“牛郎织女鹊桥相会”的传说也为七夕节增添了一丝更加浓厚的浪漫气息。关于七夕这个盛大的节日，全国各地有很多习俗。

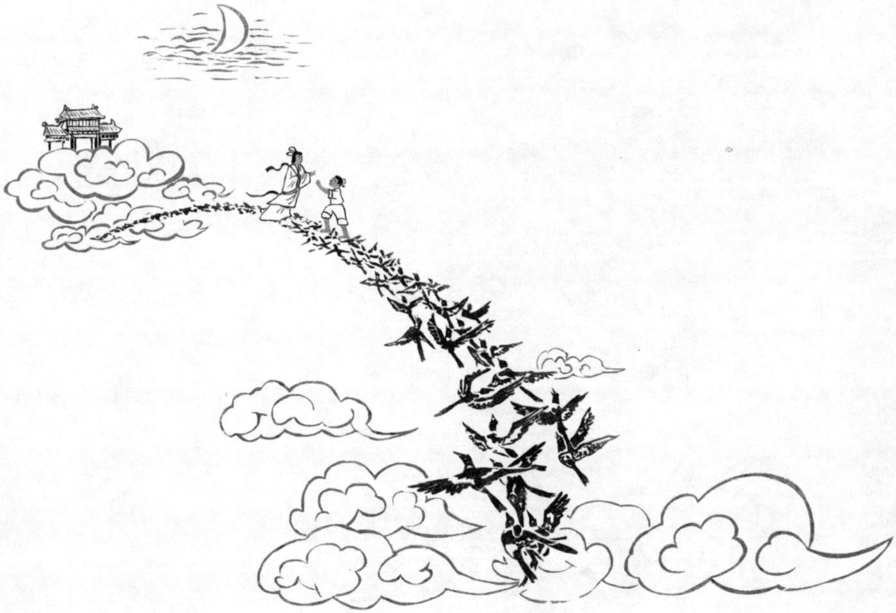

乞巧：乞巧是七夕节最主要的习俗，各地乞巧的方式各有特色。浙江一带的女子会在夜晚对着月亮穿针引线，如果成功了就代表乞得巧；福建女子乞巧难度更高，要几名女子比赛，穿针快的才能算是乞巧成功；曹县等地乞巧非常有特色，要聚齐七名女子一起包饺子，在饺子中包入一枚铜钱、一个红枣和一根针，吃水饺的时候谁吃到了有针的水饺才是乞得巧。

送巧人：浙江一带，家中的舅舅、姑母、义父有给外甥、内侄、义子买“巧人”的习俗。“巧人”是做成织女身形的一种糕点，长辈买巧人送给小辈单身男子，祝福他们可以早日寻觅到良缘。

小吃

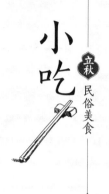

立秋

民俗美食

贴贴秋膘，啃啃秋桃

贴秋膘是立秋当天最重要的民俗。经过了漫长的炎炎夏日，因胃口不佳让很多人变得清瘦，立秋这一天正是胃口大开，“以肉贴膘”的日子。普通百姓会在这一天做一些肉食。在浙江、杭州一带，立秋当天还有吃桃子的习俗，吃完桃子后还要把桃核留藏起来。等到除夕夜的时候，把桃核丢进火炉，以求来年幸福安康。

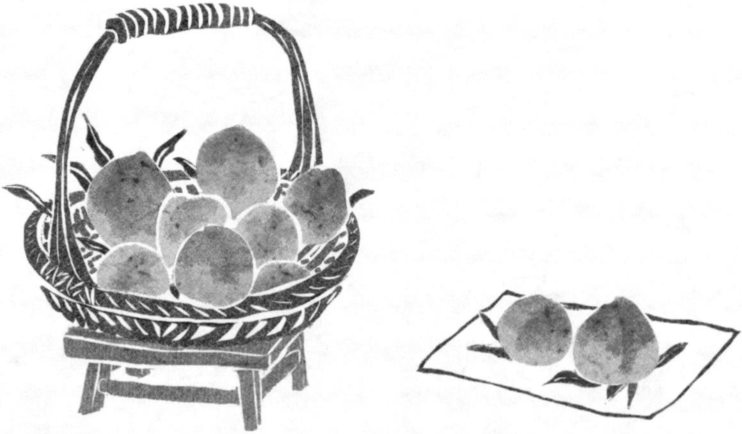

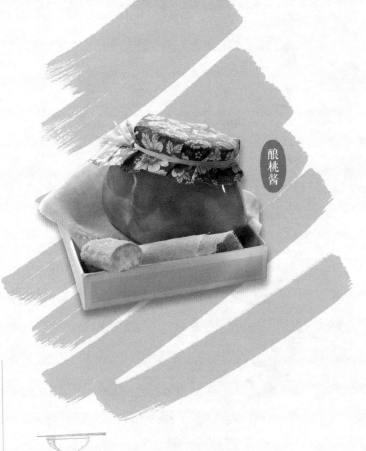

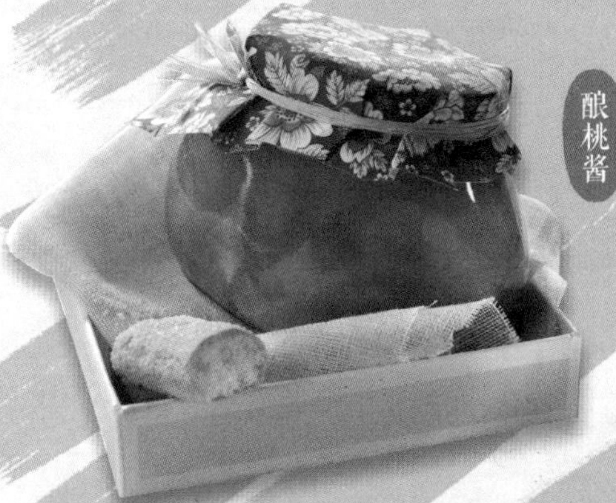

酿桃酱

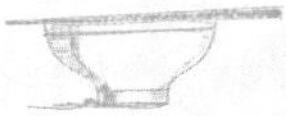

材料/桃子5个。
调料/冰糖、柠檬汁、麦芽糖各适量。

做法

1. 桃洗净，去皮，切成小块，放入锅中用冰糖水腌4小时。

2. 锅放火上煮，滴几滴柠檬汁，不停地搅拌，以免煳锅。

3. 煮到糖水少一点的时候，放麦芽糖，一直熬到几乎没有汤汁时，关火，放凉。

4. 汤汁凉了以后会变得很浓稠，可以装入容器，随吃随取。也可放入冰箱冷冻，吃的时候提前取出即可。

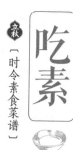

菜市场采购手记

竹荪：竹荪是一种隐花菌类，在菌柄顶端有一围细致洁白的网状裙从菌盖向下铺开，因此被人们称为『雪裙仙子』。竹荪营养丰富，香味浓郁，是『草八珍』之一。

丝瓜：立秋之后，天气干燥，此时吃丝瓜是不错的选择。丝瓜不仅味道鲜美，营养丰富，还能有效的补充体内水分，对月经不调、产后乳汁不通等也非常有益。

竹荪柳菇煲丝瓜

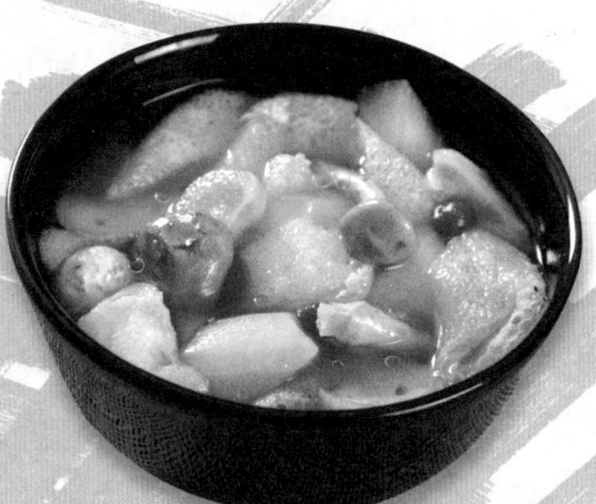

竹荪柳菇煲丝瓜

材料/竹荪6条、丝瓜1根、柳松菇100克、枸杞子10克。

调料/葱丝、鸡汤、盐各适量。

做法

1. 将竹荪洗净，去除沙子和杂质，然后泡水使其软化，切成小块。

2. 将丝瓜削皮，切成块状。

3. 将预先准备好的鸡汤倒入汤锅里，放进竹荪、丝瓜、枸杞子、柳松菇，待再次滚沸后，调小火炖煮半小时。

4. 熄火前，加入适量盐和葱丝调味即可。

香辣茄条

材料/长茄子400克，红辣椒2根，葱末、蒜泥各15克。

调料/盐、酱油、香油、醋各适量。

做法

1. 首先把茄子去蒂洗净，对半切开，接着放入盘中，上锅蒸熟后晾凉，用手撕成条状备用。

2. 把红辣椒去蒂、去籽后洗净，切成细丝。

3. 把茄条、红辣椒丝、葱末、蒜泥和所有调料放入盆中，搅拌均匀后腌渍半小时，待茄条入味后即可食用。

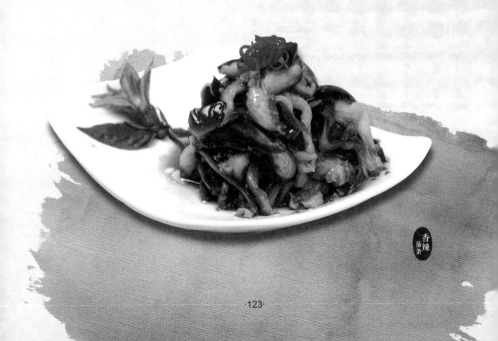

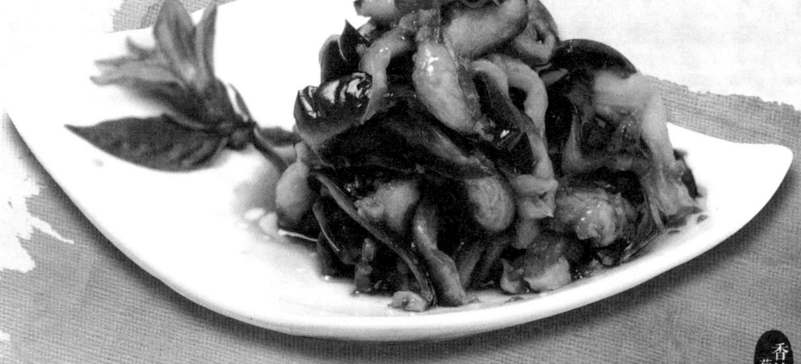

香辣茄条

处暑

公历八月二十二日至二十四日

〔捌月〕

22–24

七月中，处，止也，暑气至此而止矣。

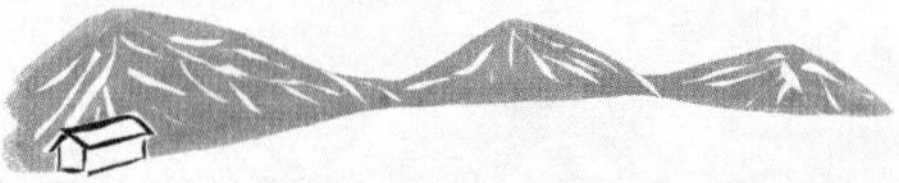

处暑节气的饮食原则

多食寒凉食品：饮食养生的方法对『秋燥』有很好的预防效果，特别提出要多吃一些寒凉多汁的蔬菜水果和流食，如黄瓜、番茄、冬瓜、百合、白萝卜、胡萝卜、梨、苹果、葡萄、荸荠、甘蔗、柑橘、香蕉、柿子、菠萝、罗汉果、红枣和汤、粥等，这不但有利于维生素的补充，还能够增加水分的摄入。饮食上要尽可能少吃花椒、辣椒等辛热食物，更不宜吃烧烤食品，以免加重秋燥的症状。

养阴润肺早滋补。秋季人体精气开始封藏，进食补品易吸收藏纳，有助于增强身体素质。因此，秋季是最佳的进补季节。秋季应当注意润补，即养阴生津润肺，采取平补、润补相结合的方法，以达到养阴润肺的目的。在此期间可适当多吃红枣、莲子、蜂蜜、山药、桂圆、薏米等食物。宜多食咸味食物，如沙葛、粉葛等，少食姜、葱、蒜、韭菜、大料、茴香等辛辣食品。

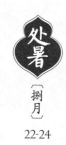

处暑

〔捌月〕

22-24

◆处暑气候

七月中，处，止也，暑气至此而止矣。处暑的意思是夏天暑热正式终止，迎来秋高气爽的初秋。

◆处暑三候

一候鹰乃祭鸟，二候天地始肃，三候禾乃登。

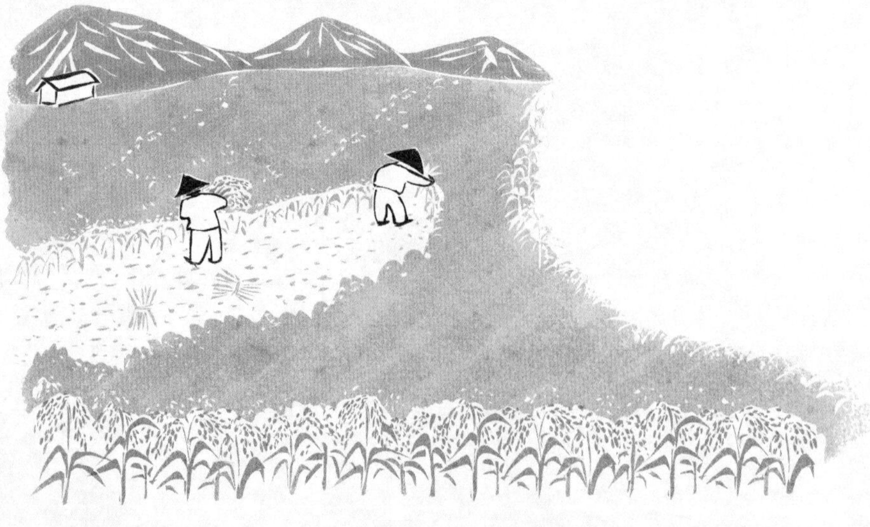

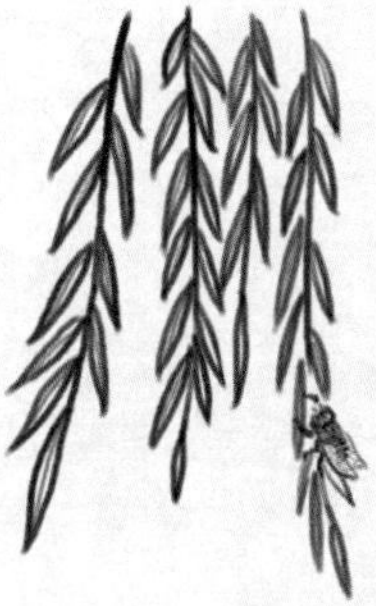

七月八月看巧云

处暑之后，酷热的天气逐渐退去，农田一片金黄，四处都是一派初秋的景象。气候在这时也开始呈现出秋高气爽的宜人感。因此，在处暑时节，出门秋游是个不错的选择。在处暑的好天气里，天上的云彩常常变化莫测，美丽异常，即使不出门，抬头看看天上美丽的云彩也是一种不错的享受。正如一首老歌中写到的：“七月八月看巧云，棉乡看云景色新。白云铺大地，云海托小村。人影点点云中走，花团簇簇衬白云。摘棉的姑娘一双手，百里棉乡播巧云。”

三大鬼节之一的中元节

中国传统节日里有“三元”，即正月十五上元节、七月十五中元节、十月十五下元节。而中元节又与除夕、清明、重阳并称中国四大传统祭祖节日。中元节又叫鬼节，人们会在这一天进行普度、祭祖等多彩多样的民俗活动。放河灯就是民间过中元节的主要民俗活动。相传，在中元节的晚上，把灯放入水中，可以为冤魂引路。

处暑时节，春捂秋冻

处暑处于夏秋接替时期，天气变化无常，早晚温差也比较大，这样忽冷忽热的天气，非常容易引发感冒。但是如果在处暑就过早开始保暖，穿的过多，让体温过高，非常容易在干燥的秋天上火，这也是为什么会有“春捂秋冻”这一说法的原因。由此可见，处暑时节根据气温变化随时调整衣物非常重要。

处暑 小吃 民俗美食

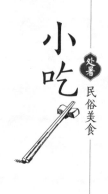

清心润肺，赶走秋老虎

处暑，意味着暑气的结束。暑气虽然消散了，但气温并未达到秋天的标准，仍然会有酷热的天气出现，也就是人们常讲的“秋老虎，毒如虎”。此时饮食应遵从处暑时节润肺健脾的原则，常吃些清热、生津、养阴的食物。鸭子味甘性凉，民间一直有处暑吃鸭子的传统，做法也是五花八门，其中以处暑百合鸭最为有名。

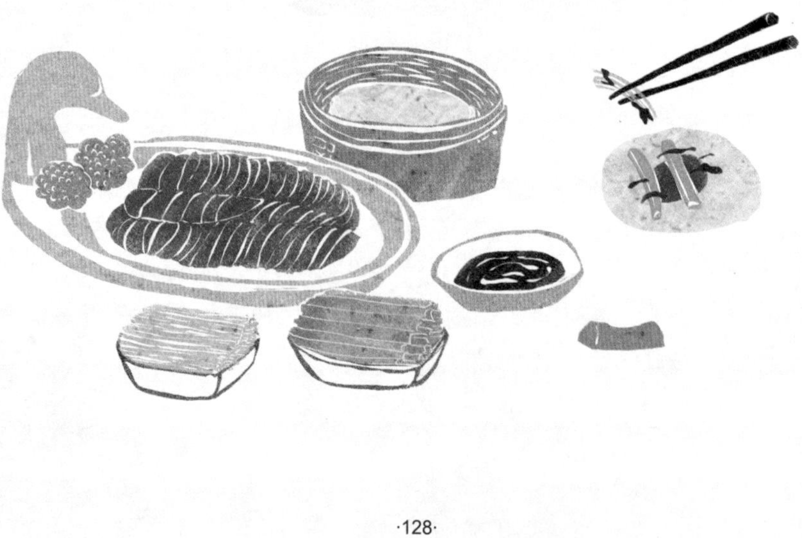

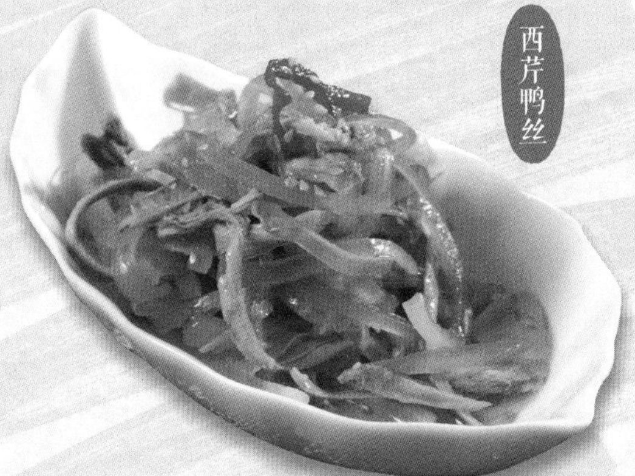

西芹鸭丝

材料/素鸭肉300克、西芹1棵、熟白芝麻20克、红椒1/2个。
调料/醋、花椒、干红辣椒、盐、白糖、香油、蒜、植物油各适量。

做法

1. 将干红辣椒、蒜分别洗净，切成细末；素鸭肉切丝；西芹撕去老筋，洗净，切丝；红椒洗净，切细丝。

2. 将素鸭肉丝、西芹丝分别放入沸水锅中煮熟，捞出晾凉；将素鸭肉丝、西芹丝放入盆中。

3. 锅置火上，倒入植物油烧热，加蒜末、干红辣椒末、花椒煸出香辣味，倒入盆中，加盐、醋、白糖、香油拌匀，撒上红椒丝、熟白芝麻装盘即可。

贴心提示：

素鸭肉可在各大超市购买。

菜市场采购手记

冬瓜：冬瓜是夏秋相交之际成熟的，只因成熟之后瓜皮表面形成一层白粉，看起来像是冬天结的霜才因此得名。冬瓜性寒，有清热解毒、利水消痰、止渴祛湿的功效。

茄子：茄子别称『落苏』，是为数不多的紫色蔬菜之一。作为代表性的紫色食材，茄子有很强的抗癌能力和美容功效。

味增茄段

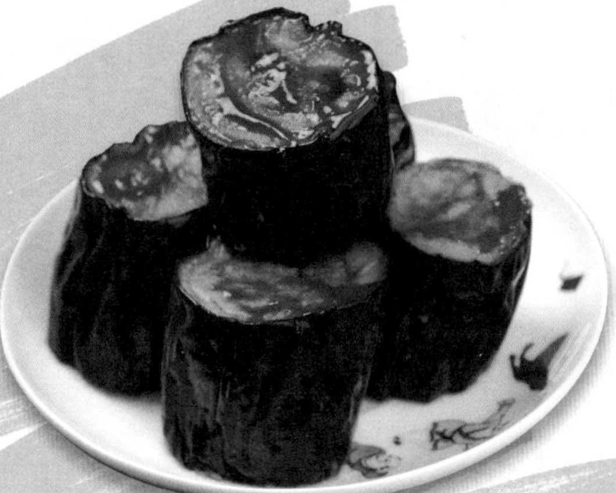

味噌茄段

材料 / 长茄子 400 克、熟芝麻 30 克。

调料 / 植物油、味噌酱、红味噌、白糖、料酒各适量。

做法

1. 把茄子去蒂洗净，切成长4厘米的段，放入清水中浸泡。

2. 取一小碗，放入味噌酱、红味噌、白糖和料酒搅拌均匀，用滤网反复过滤几次，使酱汁的口感顺滑。

3. 锅内放油烧至五成热时，放入茄段，煎至两面均变色、熟透时取出，均匀地涂上制好的调味酱，放入盘中，撒上熟芝麻即可。

高汤冬瓜

材料/冬瓜300克。

调料/高汤、料酒、盐、味精、胡椒粉各适量。

做法·

1. 冬瓜去皮、瓤，洗净，切薄片，放入沸水中焯烫，捞出，晾凉，沥干水分，放入容器中备用。

2. 炒锅置大火上，倒入高汤烧沸，将部分烧沸的高汤倒入盛有冬瓜片的容器中，将冬瓜片浸泡入味。

3. 将炒锅中余下的高汤烧沸，加入盐、味精、料酒和胡椒粉搅匀，倒入汤盆里，再将冬瓜片捞出放入汤盆中即可。

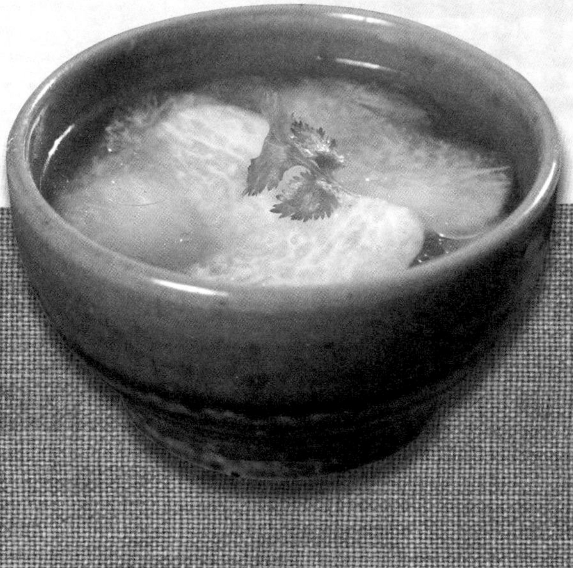

高汤冬瓜

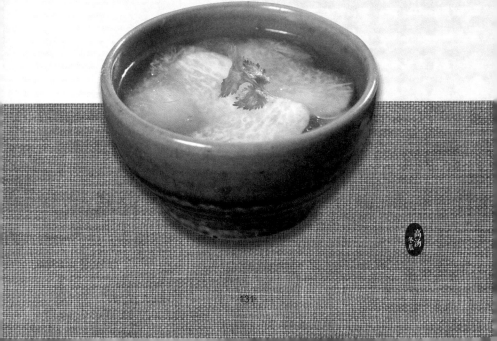

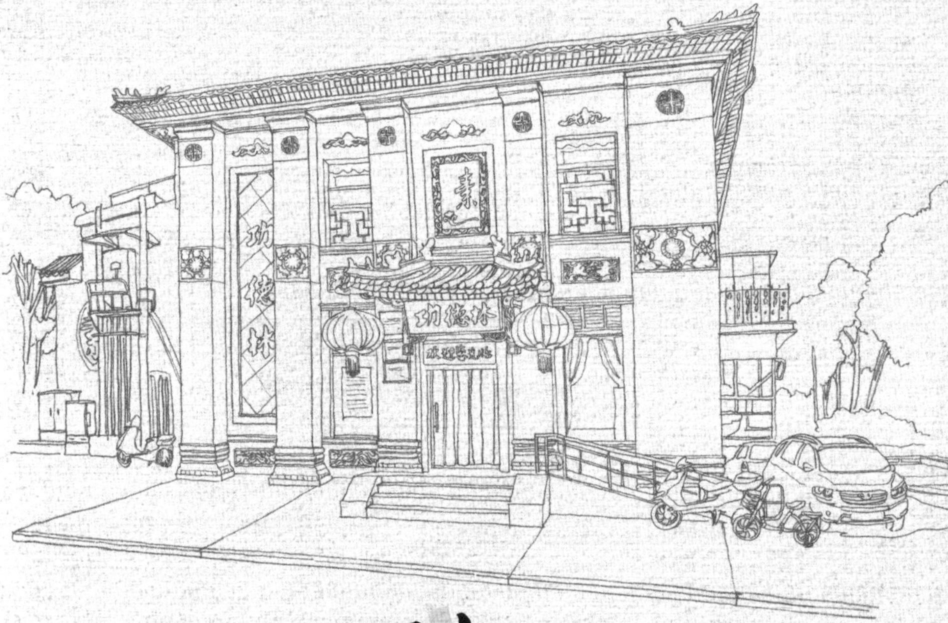

功德林

据记载，1922年杭州城隍山常寂寺维均法师的弟子赵云韶在上海创立了功德林饭庄。鲁迅、柳亚子、沈钧儒、黄炎培、邹韬奋等七君子都是功德林的常客。功德林还作为当时上海最为有名的饭庄接待过日本、巴基斯坦等国贵宾。功德林饭庄，原设于北京东路贵州路口，1932年迁至黄河路南京西路附近，以办佛事和淮扬风味素菜为特色，主要名菜有“五香烤麸”“功德火腿”“素蟹粉”“白汁芦笋”“罗汉菜”等。

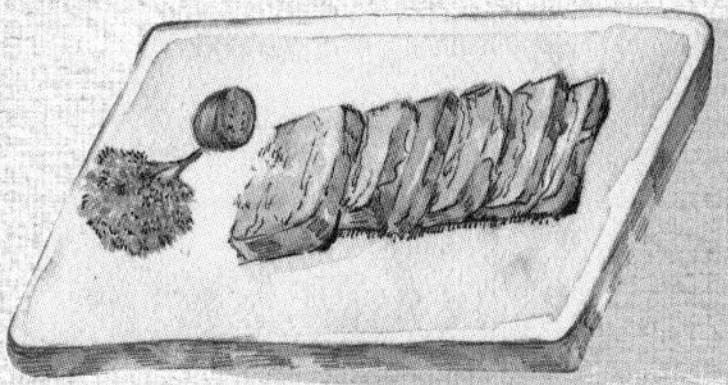

素鸭

一盘地道的素鸭，就像人生一场。素鸭看似肉，食似肉，却不是真正的肉；人生看似困苦，过着也着实辛苦，但蓦然回首，这一生却是如此五彩缤纷。

店

北京分店

北京市东城区前门东大街甲2号（台基厂路口西）

上海总店

上海市黄浦区成都北路710号（近北京西路）

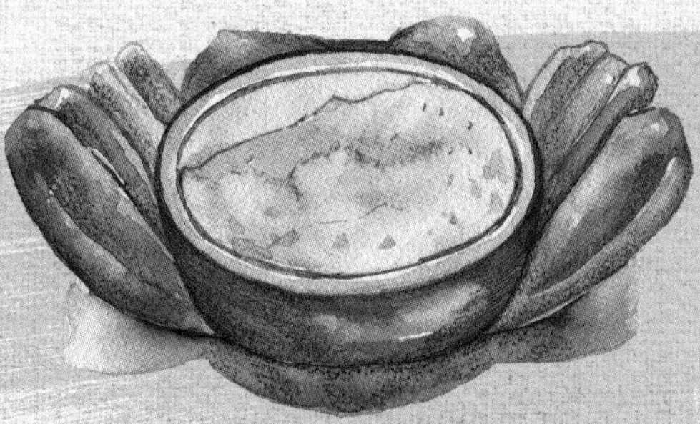

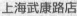

蟹粉

只有对一种食物期待的够久，当终于如愿能品尝到第一口时，才会感受到最好的美味和最大的幸福。对世间万物都保持初心，方能得到永恒。

店

上海武康路店

上海市徐汇区 五原路303号（近武康路）

航海鸿翔店

上海市黄浦区黄河路21号鸿祥大厦2楼

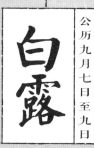

白露

公历九月七日至九日

〔玖月〕

07-09

八月节，阴气渐重，露凝而白也。

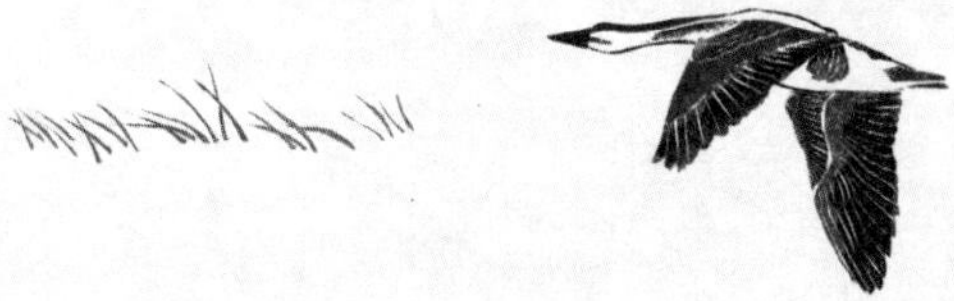

白露节气的饮食原则

补充维生素：白露是典型的秋季气候，具备了秋季最明显的干燥特点，也就是人们常说的『秋燥』。燥邪伤人，容易耗人津液，而出现口干、唇干、鼻干、咽干及大便干结、皮肤干裂等症状。预防秋燥的方法很多，可适当地多吃一些富含维生素的食品，也可选用一些宣肺化痰、滋阴益气的中药，如人参、沙参、西洋参、百合、杏仁、川贝等。

多吃养阴润燥的食物：秋天雨少天干，在饮食方面要注意多喝开水、菜汤、豆浆、牛奶等，还要多吃青菜、香菇、白菜、萝卜、葡萄、柿子、梨、芝麻、蜂蜜等润肺生津、养阴润燥的食物，少食辛辣，以免引起咽干鼻燥等秋燥病证。

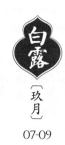

白露

〔玖月〕

07-09

◆白露气候

白露，天气渐渐转凉，会在清晨时分发现地面和叶子上有许多露珠。进入白露以后，在晚上会感到一丝丝的凉意。

◆白露三候

一候鸿雁来，二候元鸟归，三候群鸟养羞。

既是收获又是播种的好时节

俗话说："白露秋风夜，一夜冷一夜。"送走了酷热的夏天，秋高气爽的白露时节，天气一天比一天凉爽，鸿雁、燕子等候鸟都开始准备飞往南方避寒，庄稼在这时也到了收获的大好时节。白露期间，温度下降快、白昼变短、雨量变大是比较典型的天气特征。由于雨水较多，所以要抓紧时间收获，以防赶上连续的阴雨天，影响收成。在我国西北、东北地区，白露时节就要开始冬小麦的播种了，如果错过了这一时节，天气过冷，就会影响冬小麦的生长。

丰富多彩的白露民俗

我国各地关于白露的民俗非常多，也各有特色。

南京：过去的老南京人非常看重喝"白露茶"，认为白露时节的茶是一年中味道最好的，每到白露这天，三五好友就会聚在一起聊天、品茶。民间还有"春茶苦，夏茶涩，要喝茶，秋白露"的说法。

福建：福建百姓在白露这天一定要吃桂圆，认为在白露这一天吃桂圆对身体有极高的补益作用，可以延年益寿，百病不侵。

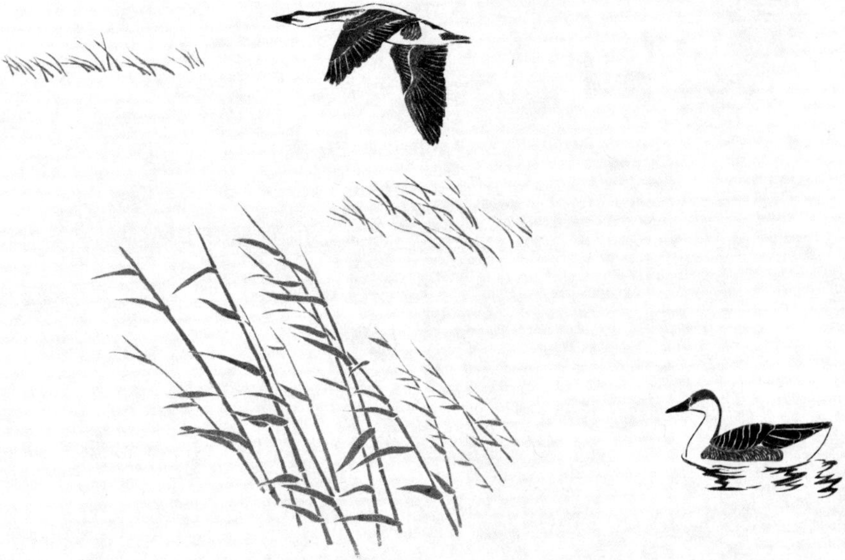

江苏：江苏太湖一带会在白露这天祭祀禹王。禹王即治水英雄大禹，民间称大禹为“水路菩萨”或“河神”。白露当天祭祀禹王的声势非常浩大，人们会赶庙会，敲锣打鼓，沿街起舞，以此来祈求风调雨顺，和泰安康。

浙江：浙江温州一带也有过白露节的习俗。百姓在这一天要采集十种名字里有“白”字的中药材，如白木槿、白毛苦等，这十种药材统称“十样白”。用这些中药食材炖乌骨白毛鸡，据说吃了之后可以滋补身体，治疗关节炎。

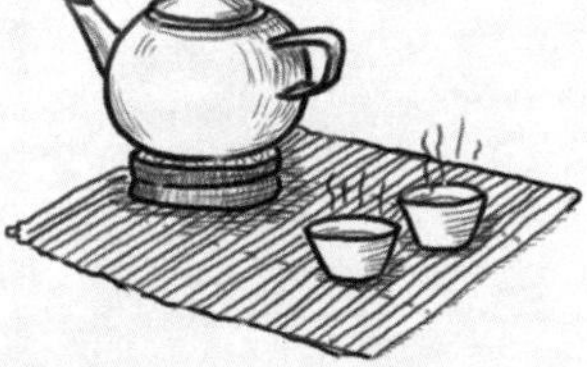

小吃

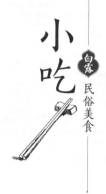

白露

民俗美食

饮一口白露酒，品一味番薯香

过去在我国南方一些地区，临近白露节，家家户户都会开始酿制米酒，白露这天招待客人一定要用白露米酒，剩余的白露酒会贮存起来，多年后取出饮用，称作酒中一绝。不过现在这种习俗已经渐渐被人们所淡忘；北方地区在白露这天有吃番薯的习俗，百姓认为只要在这一天吃了番薯，就可以使全年吃了番薯饭后都不会感到胃反酸。也有寓意说白露吃番薯，可以多子多福。

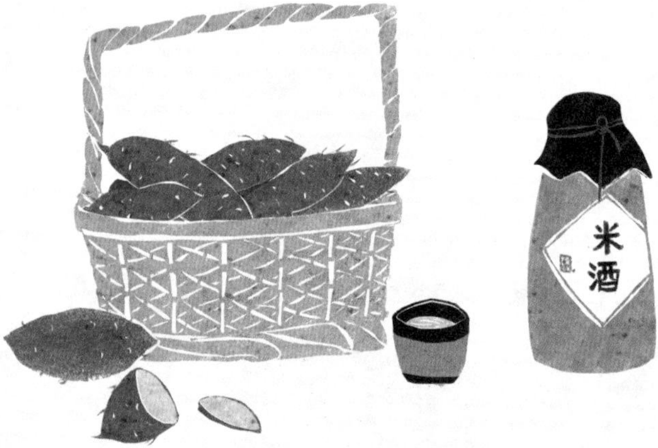

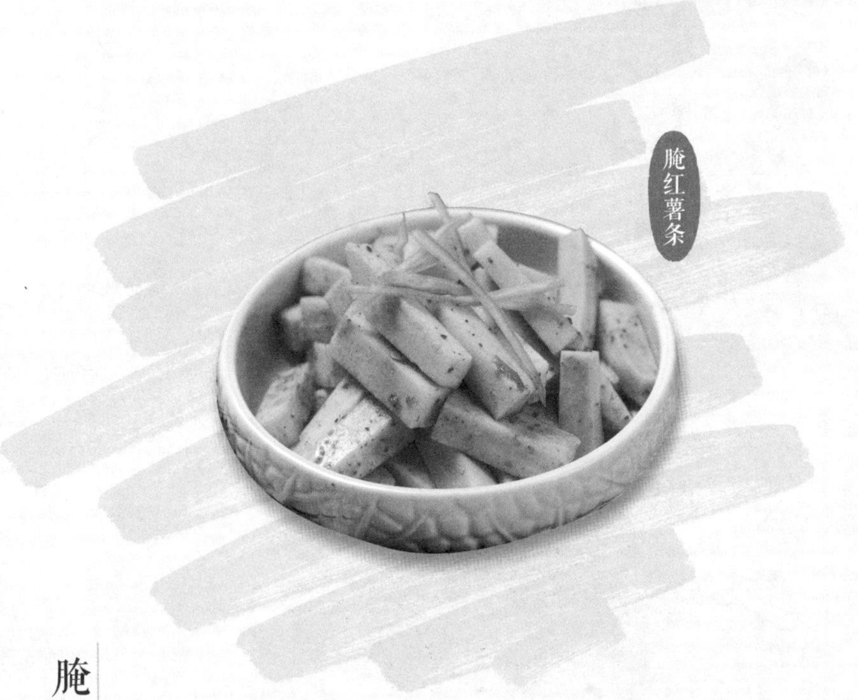

腌红薯条

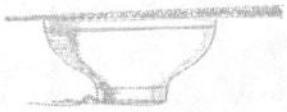

材料/新鲜红皮红薯1000克。
调料/盐、辣椒粉各适量。

做法

1. 红薯洗净，去皮，切成一指宽的条。

2. 把切好的红薯条抹上少许盐，腌渍片刻后挤掉多余的水分。

3. 将腌好的红薯条置于阳光下晒至半干，拌入盐、辣椒粉，放入腌菜缸。

4. 把放好的红薯条压紧实，盖好盖子，加重物压实，腌渍30天左右即可。

菜市场采购手记

芋头：白露吃芋头正当季。此时暑气已经耗尽，传统讲究『白露不露身』，意思是已经要开始注意保暖了。芋头能增强人体的免疫功能，非常适合这一时节食用。

土豆：秋季多吃土豆可以补脾胃，宽肠通便。土豆含有大量淀粉以及蛋白质、B族维生素，能促进脾胃的消化功能。土豆中的膳食纤维能宽肠通便，防止便秘。

炒土豆

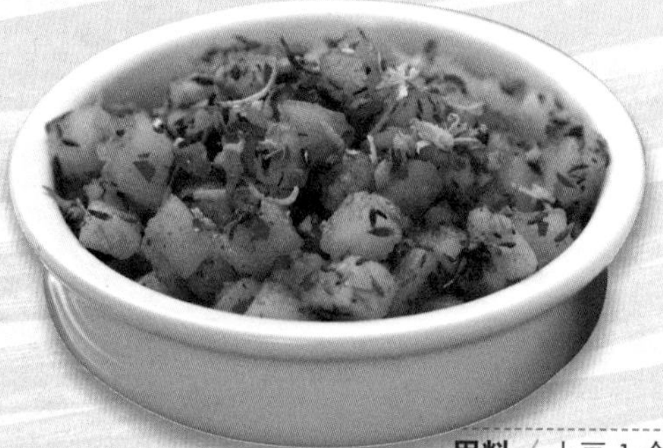

炒土豆

用料／土豆1个、小红辣椒2只。

调料／大蒜2瓣、孜然粒5克、小茴香籽3克、红辣椒粉5克、青柠檬1/2个、橄榄油20毫升、盐5克、胡椒粉3克、香菜叶适量。

做法

1. 将土豆、小红辣椒和大蒜用流水冲洗干净，放入汤锅中煮熟，捞出略晾凉，去皮切成1厘米的方丁；小红辣椒去头、籽，切碎；大蒜同样切碎；青柠檬取汁，皮用擦子擦成青柠檬碎屑，备用。

2. 中火烧热锅中的橄榄油，待油温烧至六成热时，放入切好的土豆丁翻炒，待略上色时，加入小红辣椒碎、大蒜碎、孜然粒、小茴香籽、红辣椒粉、盐和胡椒粉翻炒均匀。

3. 最后，加入青柠檬汁和香菜叶拌匀，盛入盘中，撒上青柠檬碎屑即可。

胡萝卜拌土豆丝

材料/胡萝卜100克、土豆150克、芝麻10克。
调料/葱、盐、鸡粉、香油各适量。

做法

1. 胡萝卜、土豆均洗净，去皮切丝，并用沸水焯熟，捞出沥干水分；葱洗净，切成葱花；芝麻用干净纱布包裹，洗净沥干。

2. 锅置火上，放入芝麻，小火炒熟。

3. 将胡萝卜丝、土豆丝放入盆中，加入葱丝、盐、鸡粉、香油，撒入炒芝麻拌匀即可。

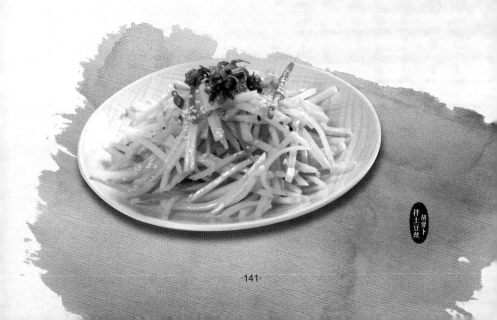

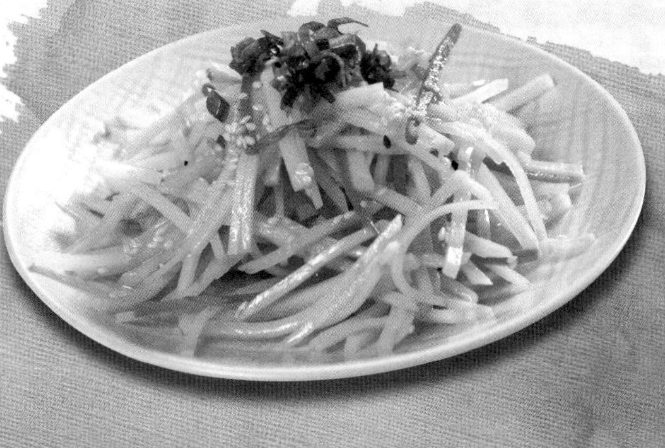

胡萝卜拌土豆丝

秋分

公历九月二十二日至二十四日

〔玖月〕

22–24

秋分者，阴阳相生也，故昼夜均而寒暑平。

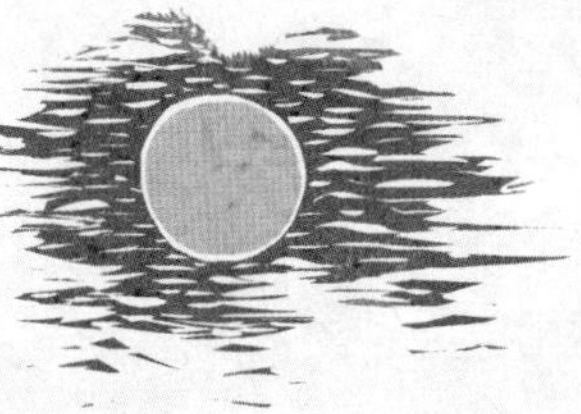

秋分节气的饮食原则

滋润生津防秋燥：秋燥常会使人的皮肤和口角干裂，皱纹增多，口干咽燥，还可见毛发脱落增多，大便也易干结。这时除应注意保持室内一定的温度和湿度外，还要适当多吃水果和补充水分。中医养生学认为，秋宜甘润，润肺防燥。晨饮淡盐水，晚饮蜂蜜水，既是补充人体水分、防止便秘的良方，也是养生、抗衰老的重要法则。秋季要多吃些滋阴润燥的水果及其他食物，如甘蔗、梨、莲藕、菠菜、白菜、燕窝、豆浆等，可润肺生津、养阴润燥。对于确有阴伤之象，表现为口燥咽干、干咳痰少的人，可适当服用沙参、麦冬、百合、杏仁、川贝等中药材，这对于缓解秋燥有良效。

多吃百合和菊花：秋季易伤肺，易致皮肤干裂、咳嗽少痰等病症，而百合味甘微苦、性平，润肺止咳、清心安神，正可缓解以上症状。不过百合性偏凉，胃肠功能差者应该少吃。菊花有清肝明目、降压祛火、强体延年之功效。

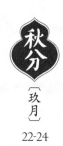

秋分

〔玖月〕

22-24

◆ 秋分气候

秋分，太阳在这一天到达黄经180度，直射地球赤道，因此这一天二十四小时昼夜均分，全球不会出现极昼、极夜现象。

◆ 秋分三候

一候雷始收声，二候蛰虫坯户，三候水始涸。

庄严的秋分祭祀仪式

据史料记载，古代皇帝非常重视春分、夏至、秋分、冬至这四个节气，每逢这四个日子都要率文武百官举行祭祀仪式，并在城内的东、西、南、北分别建立了四个专用的祭坛，即日坛、月坛、天坛、地坛。北京月坛就是古代皇帝在秋分这天祭祀的场所。

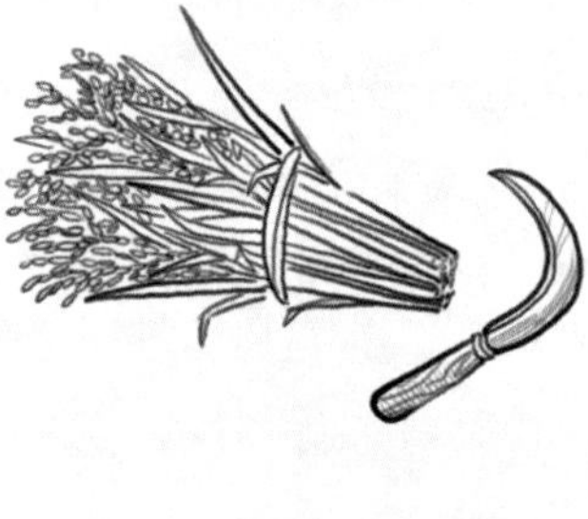

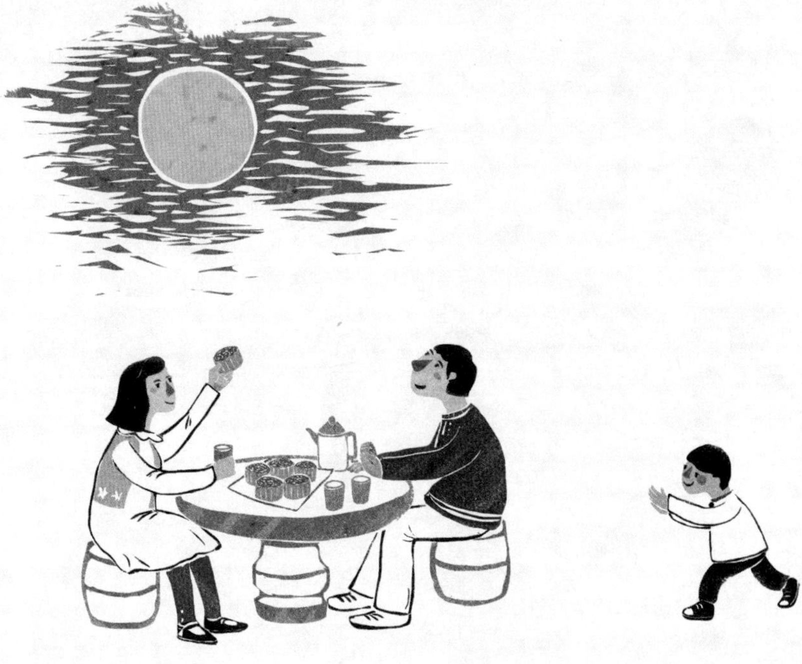

八月十五合家团圆

中秋节是我国最重要的传统的节日之一，为每年的农历八月十五，又因农历八月十五，在八月中旬，故称“中秋”。常言道：“月到中秋分外明。”如果此时不能回家与家人团聚，抬头看到皎洁的明月，常常会使人产生深深的思乡之情。

在我国，关于中秋节的民间习俗也非常多。

赏月：赏月是自古以来就有的中秋节习俗，在合家团圆的中秋夜晚，人们会在自家庭院或阁楼上摆上香案，准备月饼、西瓜、苹果、葡萄等时令水果，一家人边聊天边赏月。

吃月饼：月饼是中秋节特有的民俗小吃，全国各地都有在中秋节当天吃月饼的习俗。月饼传说起源于唐朝，是唐高宗与群臣欢度中秋时把圆饼比作月亮，分发给百官而得来的习俗。到了清代，月饼的品种已经非常齐全，各种馅料和形状都被开发出来。

兔儿爷：中秋节的传说常常附有神话色彩，其中嫦娥奔月的故事广为流传。民间赏月、祭月也有拜祭嫦娥的意思。兔儿爷在北京、天津一带比较流行，人们会在中秋夜贩卖用面团制作的彩兔，用来祭拜嫦娥的玉兔。“兔儿爷”色彩斑斓，十分讨喜，百姓很乐于买回家增加节日气氛。

小吃 秋分 民俗美食

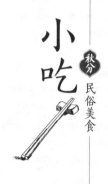

粘住雀儿嘴，来年收成满

秋分前后，正是农忙时节，但秋分这一天，很多农民都会按习俗休息一天。农民们会在这一天制作实心无馅的汤圆，从竹林里砍来带叶的竹子，让孩子们把一只只汤圆戳在竹竿的顶端，插在自家的田埂上。希望糯米做的汤圆能粘住偷食的雀儿嘴巴，让它受个教训，今后不敢再来庄稼地搞破坏，影响收成。

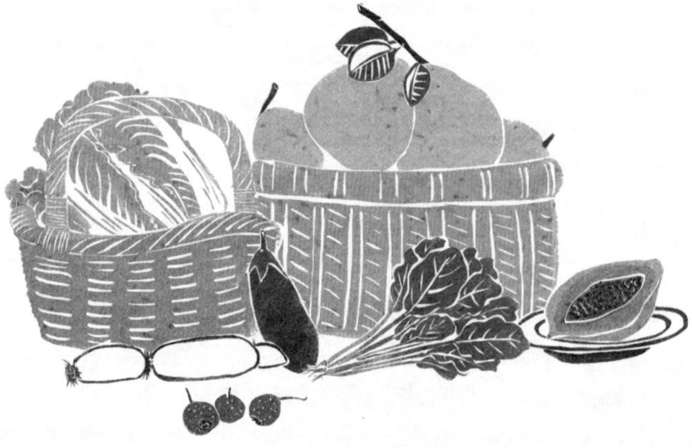

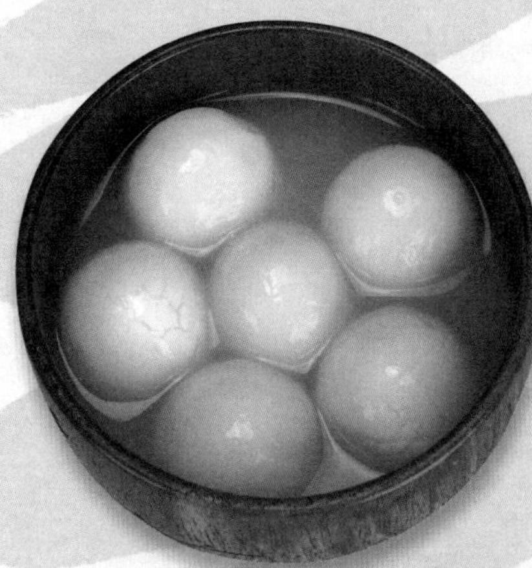

荠菜汤圆

材料/糯米粉500克、荠菜500克。
调料/葱末、姜末、酱油、味精、白糖、水淀粉、植物油、盐各适量。

做法

1. 将荠菜择洗干净，放入沸水中焯一下，用清水冲凉，沥干，切碎备用。

2. 锅内放少许植物油烧热，放入葱末、姜末煸香，加入酱油、盐、味精、白糖、少许水煮熟，用水淀粉勾芡，待凉后加入荠菜、植物油拌匀制成馅料。

3. 糯米粉用沸水烫成雪花状，揉匀，搓条，切剂子。

4. 取剂子，包入馅料搓圆，放入沸水锅中煮熟即可。

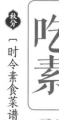

菜市场采购手记

山药：诗人陆游曾作诗：『秋夜渐长饥作祟，一杯山药进琼糜。』可见古人在秋天非常推崇吃山药。山药不仅美味，还是常见的药材，有滋肾益精，助消化，止泻等功效。

木瓜：木瓜有美容、丰胸、助消化、排毒等多重功效，适宜在秋分时节食用。但要注意，木瓜内含有对阳光很敏感的黑色素，因此吃过木瓜之后注意不要暴晒。

山药薏米粥

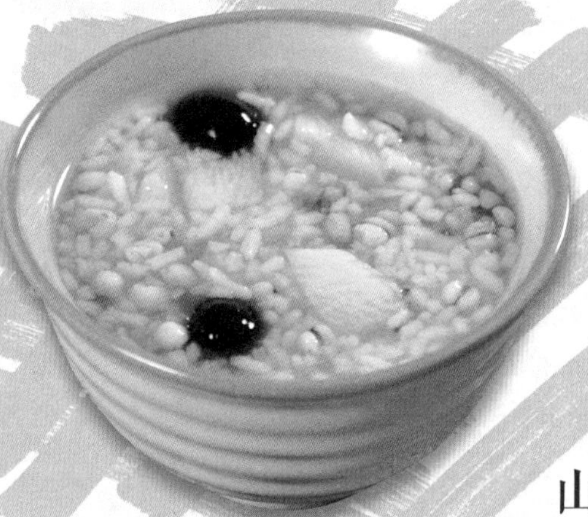

山药薏米粥

材料 / 山药 150 克、薏米 40 克、大米 20 克、红枣 10 颗。

调料 / 冰糖、蜂蜜各适量。

做法

1. 山药去皮，洗净，切成小块；薏米洗净，用水浸泡2小时；大米、红枣洗净。

2. 锅置火上，倒入适量清水烧开，放入薏米煮开，放入大米、红枣，中火煮开，改小火煮至八成熟，加入山药块，熬煮20分钟，放入冰糖煮化，晾凉后加入蜂蜜即可。

木瓜泡菜

材料/青木瓜2000克。
调料/老盐水、盐、红糖、料酒各适量。

做法

1. 青木瓜洗净，去皮、籽，纵向切成一寸宽的木瓜条。

2. 取干净容器，将木瓜条用盐腌渍后码好，待2~3小时后倒掉多余水分。

3. 泡菜坛中注入老盐水，倒入红糖、料酒搅匀，将步骤2中的木瓜条放入坛内。

4. 密封坛口，将其静置于阴凉通风处，1~2天后即可取出食用。

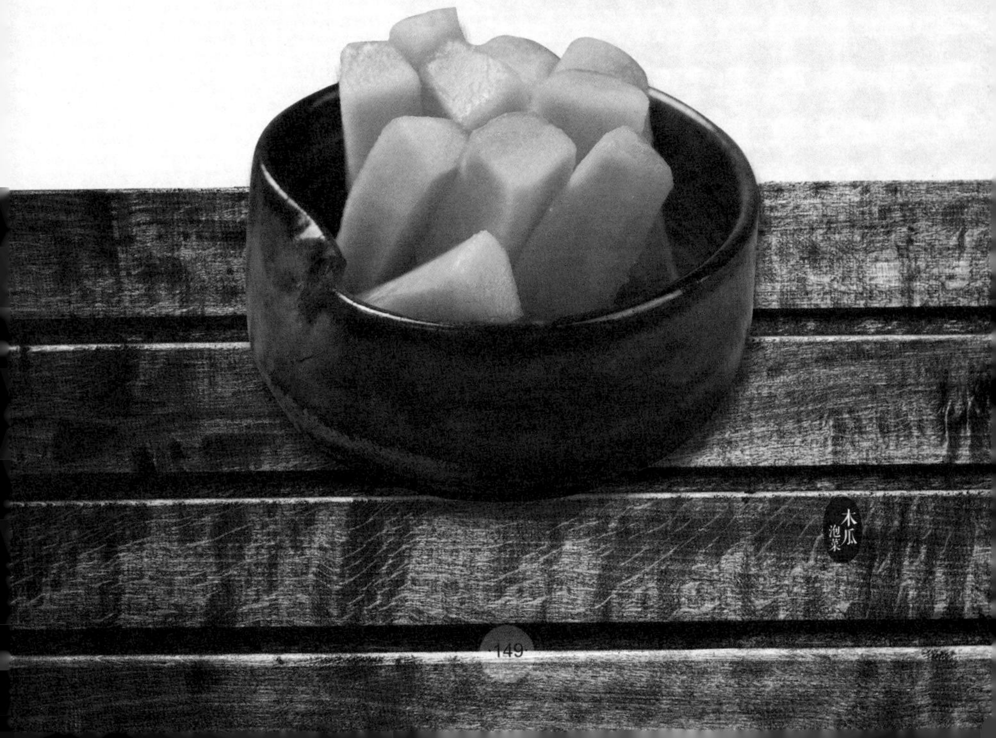

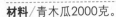

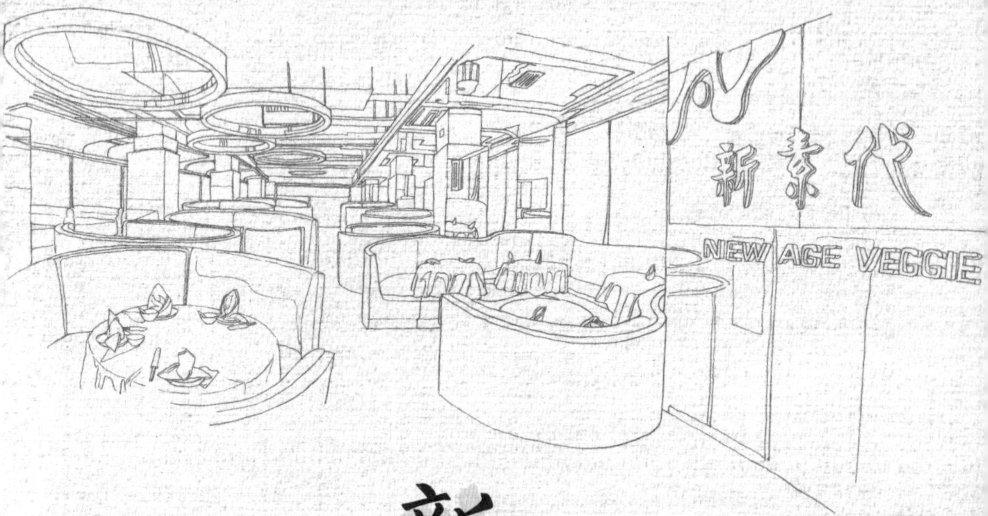

新素代

新素代同大蔬无界一样，也是上海新素食主义的领跑者。秉承“无烟、无酒、无肉、无蛋、无五辛”的纯素理念，将现代饮食流行元素与我国千年来的饮食文化进行了完美的融和。新素代素食餐厅目前共有两家分店，装修风格都极有特点。正大店以普陀山琉璃世界为意境，结合蓝海、沙滩、紫竹林，展现出与大自然共生共荣的素食文化；淮海店使用时尚感较强的红黑色调，象征红色莲花从含苞到绽放的禅意。

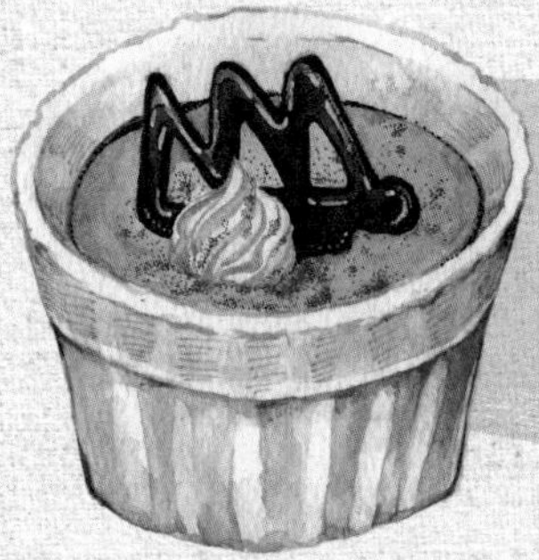

南瓜布丁

每一个阳光满溢的午后，都应该品一碗黄澄澄的南瓜布丁。当南瓜的朴素碰撞布丁奇妙的口感，用心感受金黄的色泽，把阳光盛进碗中。

店

正大店

上海市浦东新区陆家嘴西路168号正大广场5楼西区20号铺

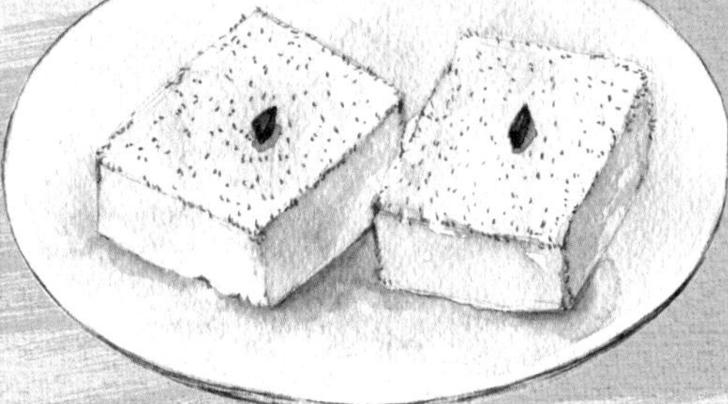

雪花糕

小时候，上海街头老奶奶推车里贩卖的一块块雪花糕就是童年无法磨灭的幸福回忆。很庆幸，童年的幸福有着如此唯美而浪漫的卖相。

店

淮海店

上海市徐汇区淮海中路988号黄金世界商厦5楼

寒露

公历十月八日至九日

〔拾月〕

08–09

九月节，露气寒冷，将凝结也。

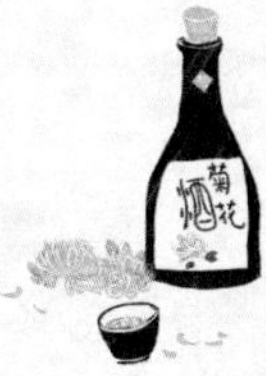

寒露节气的饮食原则

润肺生津：秋季由于干燥，会耗散精气津液，在饮食上宜多吃些芝麻、核桃、银耳、萝卜、番茄、莲藕、牛奶、百合、香菇、冬瓜、沙参等有滋阴润燥、益胃生津作用的食物。同时室内要保持一定的湿度，注意补充水分，多吃雪梨、香蕉、哈密瓜、苹果、提子等水果。保持饮食清淡，不吃或少吃辛辣烧烤类的食物，这些食物容易加重秋燥对人身体的危害。包括辣椒、生姜、花椒、葱、桂皮及酒等。

适当多食甘淡滋润的食物：这类食物既可补脾胃，又能养肺润肠，可防治咽干口燥等症。水果有梨、柿、荸荠、香蕉等；蔬菜有胡萝卜、冬瓜、藕、银耳等及豆类、菌类、海带、紫菜等。中老年人和慢性患者应多吃些红枣、莲子、山药等食品。早餐应吃温食，最好喝热药粥，因为大米、糯米均有极好的健脾胃、补中气的作用。

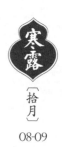

寒露

〔拾月〕

08-09

◆寒露气候

寒露时节，气温比白露时更低，地面的露水更凉，快要凝结成霜了。我们可以隐约听到冬天的脚步声了。

◆寒露三候

一候鸿雁来宾，二候雀入大水为蛤，三候菊有黄华。

寒露不摘棉，霜打莫怨天

寒露之后，天气湿度高，露水增多，气温降低，我国有些地方开始出现霜冻现象。这一时节正是棉花丰收的时间，如果不趁着天气晴好时采摘棉花，一旦遇到连续降温的天气，就会出现霜冻，对棉花产量产生严重影响。

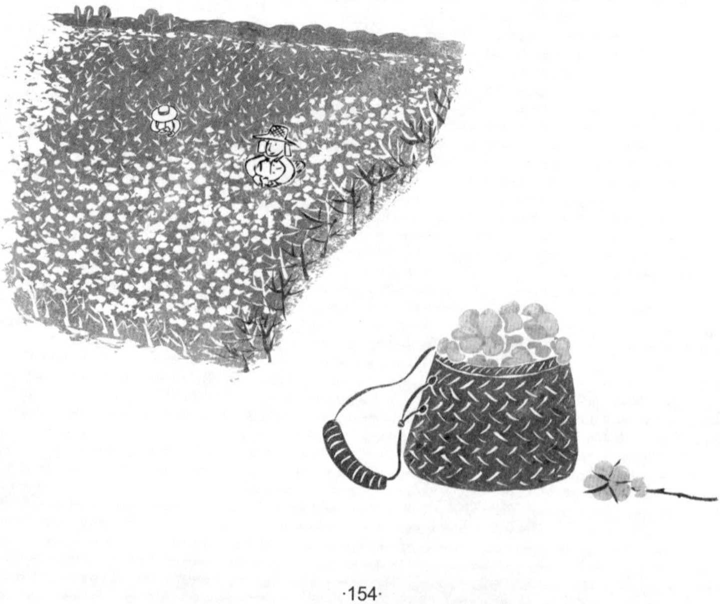

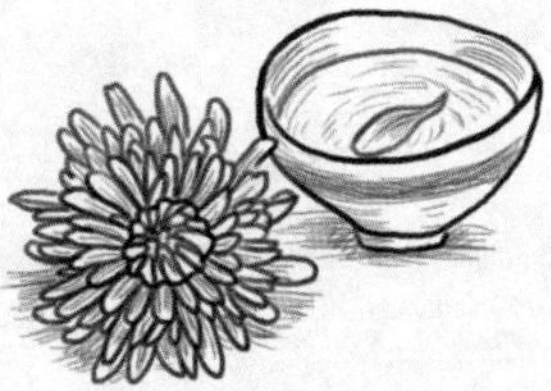

岁岁重阳，黄花分外香

每年的农历九月初九是重阳节，《易经》中记载："以阳交为九，将九定为阳数，日月并阳，两阳相重，故名重阳。"又因为"九九"与"久久"同音，所以古人认为每年九月初九是个值得庆贺的好日子。重阳节前后秋高气爽，菊花盛开，古人有诸多关于菊花的过节风俗。

赏菊：晋代诗人陶渊明非常爱菊出名，他那种"采菊东篱下，悠然见南山"的情怀也感染了诸多文人墨客，他们纷纷效仿陶渊明，在重阳节这天邀请同道中人宴饮、赏菊、作诗。

菊花酒：汉代的达官贵人非常喜欢在重阳节前用菊花酿酒，于重阳节当日品味菊花酒，认为菊花酿造的酒不仅应景，更有延年益寿的功效。

重阳糕：重阳糕亦称"花糕"，是汉族欢度重阳节的传统食品。重阳糕的制作方法与蒸年糕类似，只是所放的食材更为丰富。因为"糕"与"高"同音，古人认为重阳节登高的时候吃重阳糕，预示着步步高升。

老人节：1989年，重阳节也被定为老人节。每到重阳节，各地都会组织老年人秋游登山，锻炼身体。

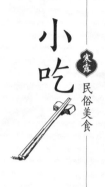

赏菊、饮菊、食菊

寒露之后，露水增多，登高赏景是寒露的主要习俗，又因菊花在寒露前后盛开，因此寒露赏菊是很多人的共同爱好。其实除了赏菊，在寒露前后吃一些菊花做的食物和饮品也是非常有益处的。菊花还能入药治病，久服或饮菊花茶能令人长寿。宋代诗人苏辙就曾写过“南阳白菊有奇功，潭上居人多老翁”的诗句，来歌颂菊花的疗效。

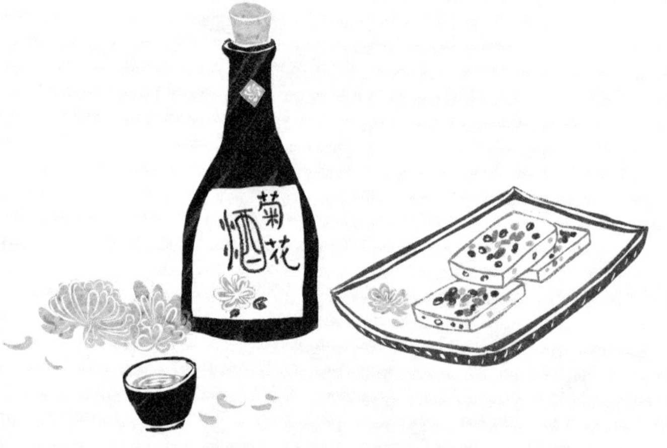

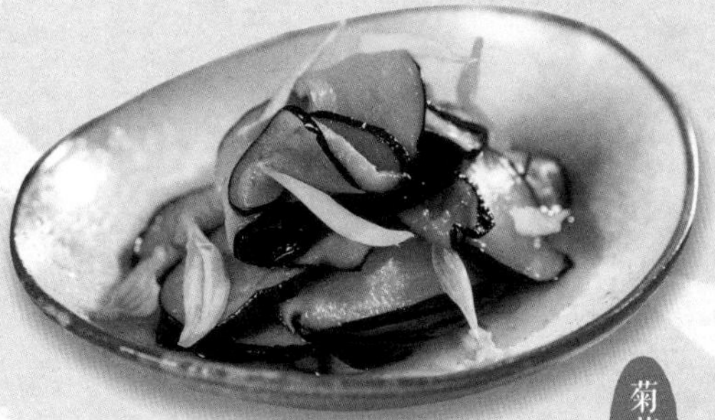

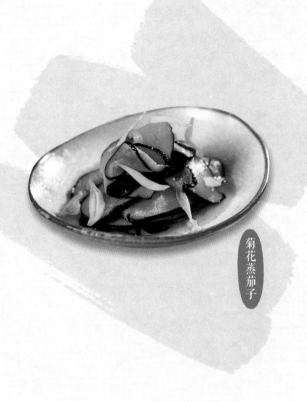

菊花蒸茄子

菊花蒸茄子

材料/菊花10克、紫茄子2个。

调料/盐、醋、香油各适量。

做法

1. 将菊花洗净后放入锅中，加适量水，煎煮至沸备用。

2. 紫茄子洗净，切片，与菊花汤同放碗中，隔水蒸熟，放入适量香油、盐、醋，拌匀即可。

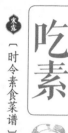

菜市场采购手记

栗子：栗子有四千年历史，素有『干果之王』的美誉。能给人体提供较高热量，帮助脂肪代谢，具有益气健脾，厚补肠胃的作用。

菊花：秋季天气干燥，秋燥非常容易引起上火。菊花药性微寒，有疏散风热、平肝明目、清热解毒等功效。除此之外，菊花对感冒、头痛还有辅助治疗作用。

栗子白菜

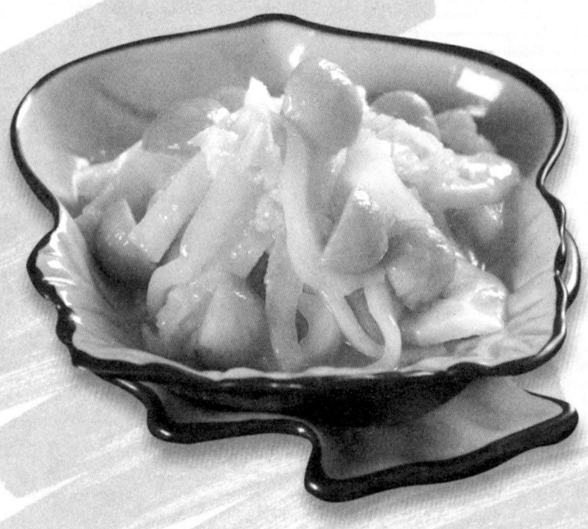

栗子白菜

材料 / 白菜 300 克、栗子仁 100 克。

调料 / 盐、鸡精、水淀粉、香油、姜片、植物油各适量。

做法

1. 白菜洗净，撕成片；栗子仁洗净备用；锅中放水煮沸，下入白菜片、栗子仁，焯水后捞入漏勺内沥干水备用。

2. 锅中放油烧至五成热，放入姜片炝锅，放入白菜片、栗子仁，加入盐炒至入味，加鸡精调味，淋入香油，用水淀粉勾芡收汁即可。

菊花茶粥

材料/大米50克、干菊花适量。

调料/冰糖适量。

做法

1. 大米洗净，熬为稠粥；干菊花用沸水泡开。

2. 稠粥中加入菊花和冰糖，大火煮沸，然后转小火慢煮3分钟即可。

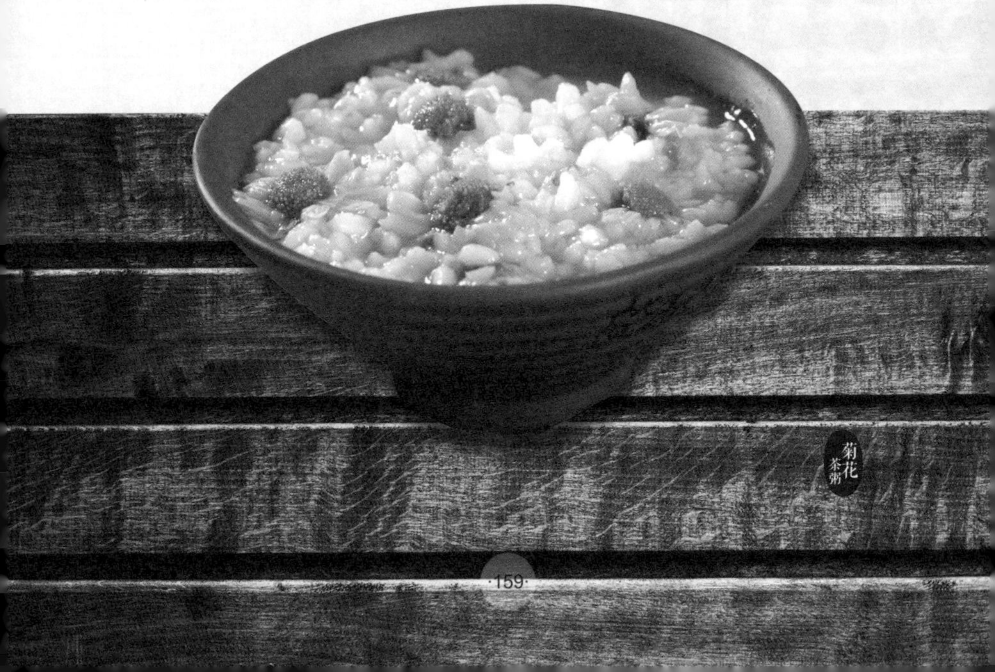

霜降

公历十月二十三日至二十四日

〔拾月〕

23–24

九月中，气肃而凝，露结为霜矣。

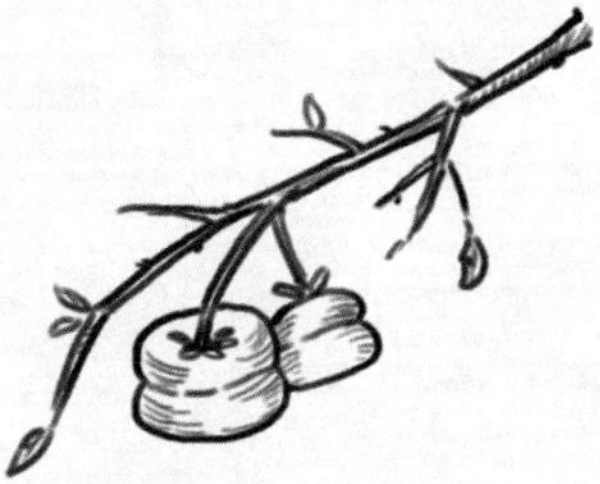

霜降节气的饮食原则

少辛增酸强肝功：谚语有『补冬不如补霜降』的说法，中医认为『秋补』比『补冬』更为重要。少吃辛味，肺气太盛易损伤肝的功能，故在秋天要『增酸』，以增强肝脏的功能。要少吃葱、姜、蒜、韭菜、辣椒等辛味之品，而要多吃一些酸味的水果和蔬菜，可选择苹果、石榴、葡萄、芒果、杨桃、柚子、柠檬、山楂等。

勿食过热食物：寒冷的季节里，大多数人喜欢热食，如吃火锅、喝热粥等，这无疑是火上浇油，增加对胃黏膜的刺激，会使病情加重，如溃疡损伤血管还会引起消化道出血。因此，此节气应避免吃过热的食物。忌食辛燥伤肺阴。秋季最好忌食辛辣、烧烤、油炸食品。应适当多使用少量的蒜、葱、生姜、大料、茴香等辛辣的调味品来进行调味，或以性温的食物来煲汤，应注意选配银耳、百合、荸荠之类滋阴润燥的食物同煲，就不会加重秋燥的症状。秋季偏燥，易犯咳嗽，也是慢性支气管炎容易复发或加重的时期，应多吃些有润肺作用的水果和蔬菜，如梨、苹果、萝卜等。

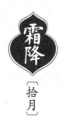

霜降

〔拾月〕

23-24

◆霜降气候

霜降表示天气更冷了，露水凝结成霜。霜降是秋季的最后一个节气，也意味着冬天即将到来。

◆霜降三候

一候豺乃祭兽，二候草木黄落，三候蛰虫咸俯。

浓霜猛太阳

说到霜降，其最大的时令特点当然就是一个“霜”字了。霜的形成非常有趣，只有在晴天的条件下才可能出现结霜。因为干燥晴朗的夜晚一般少云，地表因此散热加快，当气温突然降到零摄氏度以下时，空气中的水汽就会凝结在树叶、泥土等物体上，行成美丽的霜花。诗人陆游曾在诗中写到“枯草霜花白，寒窗月新影”，就是对结霜条件的一种影射。

霜降利百草，霜冻杀百草

民间有“霜降杀百草”的说法，其实并不完全正确。虽然被霜打过的植物会比较容易死亡，但比起霜降，霜冻的杀伤力更大。科学家曾做过实验，取两片树叶，一片盖霜，一片不盖霜，放置于低温环境中，一段时间后，结果显示无霜的叶子完全死亡，有霜的叶子只有轻微的霜害痕迹。事实证明，在水汽凝结成霜的时候会大量释放热量从而免除植物受冻。因此“霜冻杀百草”的说法才更为科学。这也是为什么会有“霜降无霜，仓里无糠”，“霜降见霜，米烂粮仓”等说法。

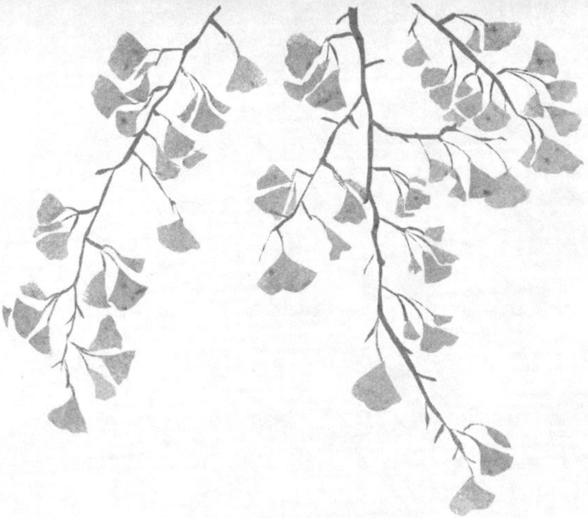

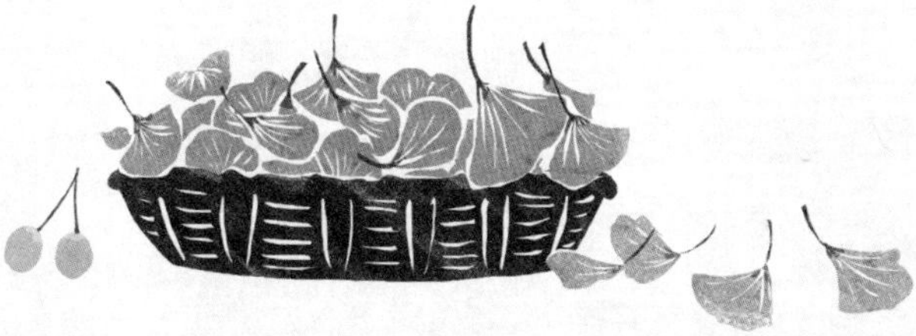

古老的“十月朝”祭祖节

农历十月初一是祭祖节，也是继“清明”“中元”之后另一个所谓的“鬼节”。与清明、中元不同的是，这一天百姓要给逝去的亲人“送寒衣”，因此祭祖节也被称作“烧衣节”。所谓的“寒衣”是指用彩色蜡花纸制作的纸衣服或纸布匹。古时富人还会请专业的裱糊匠来制作全套的高级冬装，并附以纸钱一起烧寄给祖先，以寄哀思。同时，这一天也标志着严冬的到来，所以也是父母爱人等为所关心的人送御寒衣物的日子。

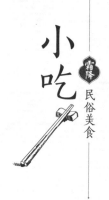

霜降吃灯柿，不会流鼻涕

霜降是秋季最后一个节气，天气越发寒冷。在我国南方地区有在霜降这天吃柿子的习俗。人们认为，在这一天吃柿子，冬天不容易感冒。而霜降前后也是柿子最好吃的时节，此时的柿子大多皮薄、肉厚、味甜而不涩。柿子适合大便干结者、高血压患者、甲状腺疾病患者和长期饮酒者食用。糖尿病人、脾胃泄泻、便溏、体弱多病、产后、外感风寒者、患有慢性胃炎、消化不良等胃动力功能低下者应禁食柿子。

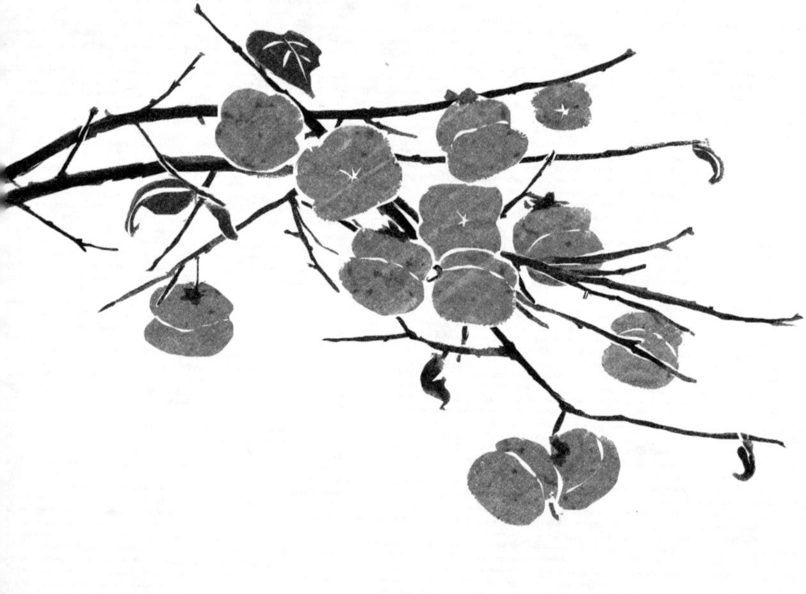

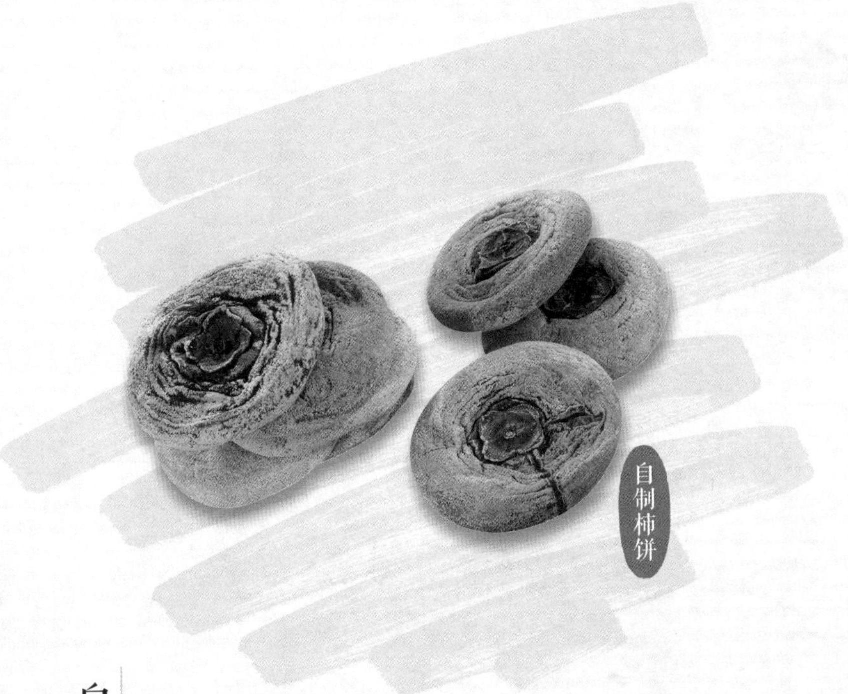

自制柿饼

材料/柿子适量。

做法

1. 柿子洗净，沥干水分，再用削皮刀削去柿子表皮。

2. 将削好皮的柿子，摆放在竹匾上，在日光通风条件下晒至柿子表皮干枯，用手轻轻将其挤压成饼状。

3. 将挤过的柿子再次放回竹匾上晒8~10天，再依次挤压一次。

4. 将晒好的柿饼，均匀地码入小缸中，用保鲜膜封好缸口，盖盖，直至柿饼上霜即可食用。

菜市场采购手记

莲藕：晚秋时节，凋谢的荷花下正孕育着肥美成熟的莲藕。中医认为，莲藕是冬令进补的佳品，生食凉血散淤，熟食补心益肾。

荸荠：霜降前后慢性胃炎和十二指肠溃疡高发，应多吃一些养胃食品，荸荠就是不错的选择。荸荠在性味、成分、功用上都与栗子相似，又因它是在泥中结果，所以也有『地栗』之称。

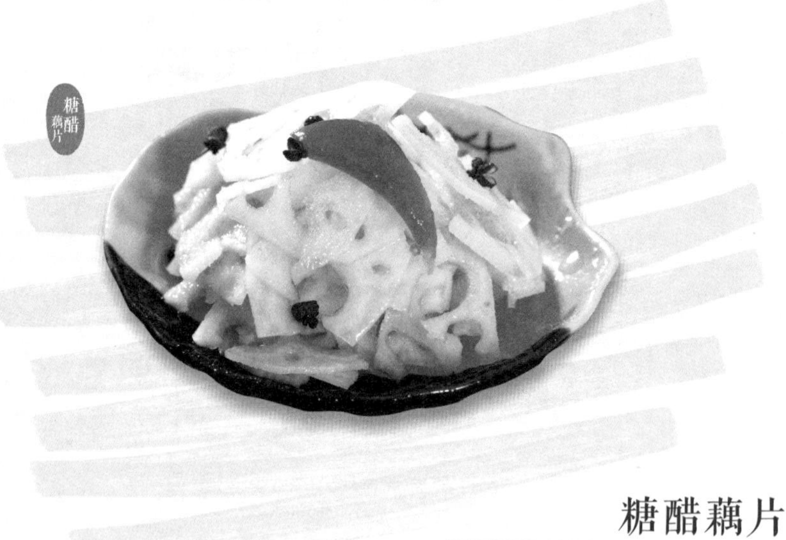

糖醋藕片

材料 / 莲藕 500 克、红椒片适量。

调料 / 白糖、醋、盐、香油、花椒、植物油各适量。

做法

1. 莲藕去皮，洗净，切片，入沸水锅中焯熟，捞出，过凉，沥干水分；花椒入热油锅中，炸成花椒油备用。

2. 将莲藕片、红椒片中加入白糖、醋、盐、香油拌匀，将花椒油及花椒一同倒入碗中拌匀即可。

荸荠木耳汤

材料/鲜荸荠200克、水发黑木耳30克。
调料/姜丝、白糖、牛奶各适量。

做法

1. 荸荠削去外皮，清水洗净，捣碎用纱布绞取汁；黑木耳洗净，择去硬蒂，撕成小朵，入沸水锅中焯熟备用。

2. 锅置火上，加入适量清水及荸荠汁，大火煮沸，放入黑木耳、牛奶、姜丝煮沸。

3. 加入白糖溶化，搅匀即可。

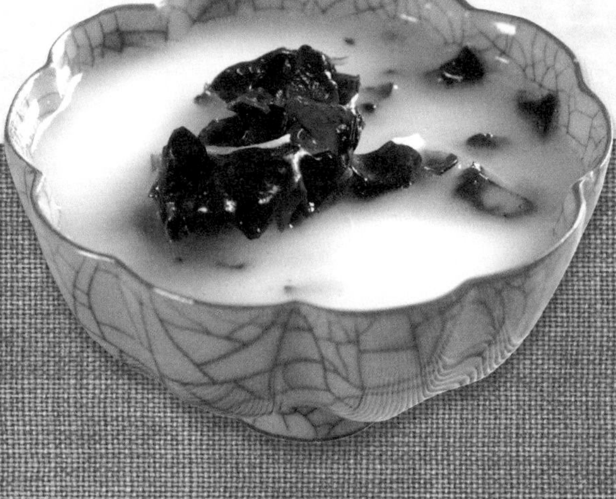

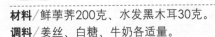

荸荠木耳汤

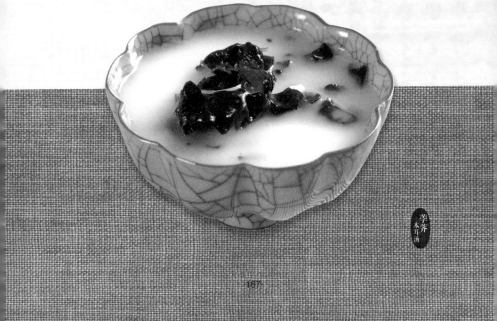

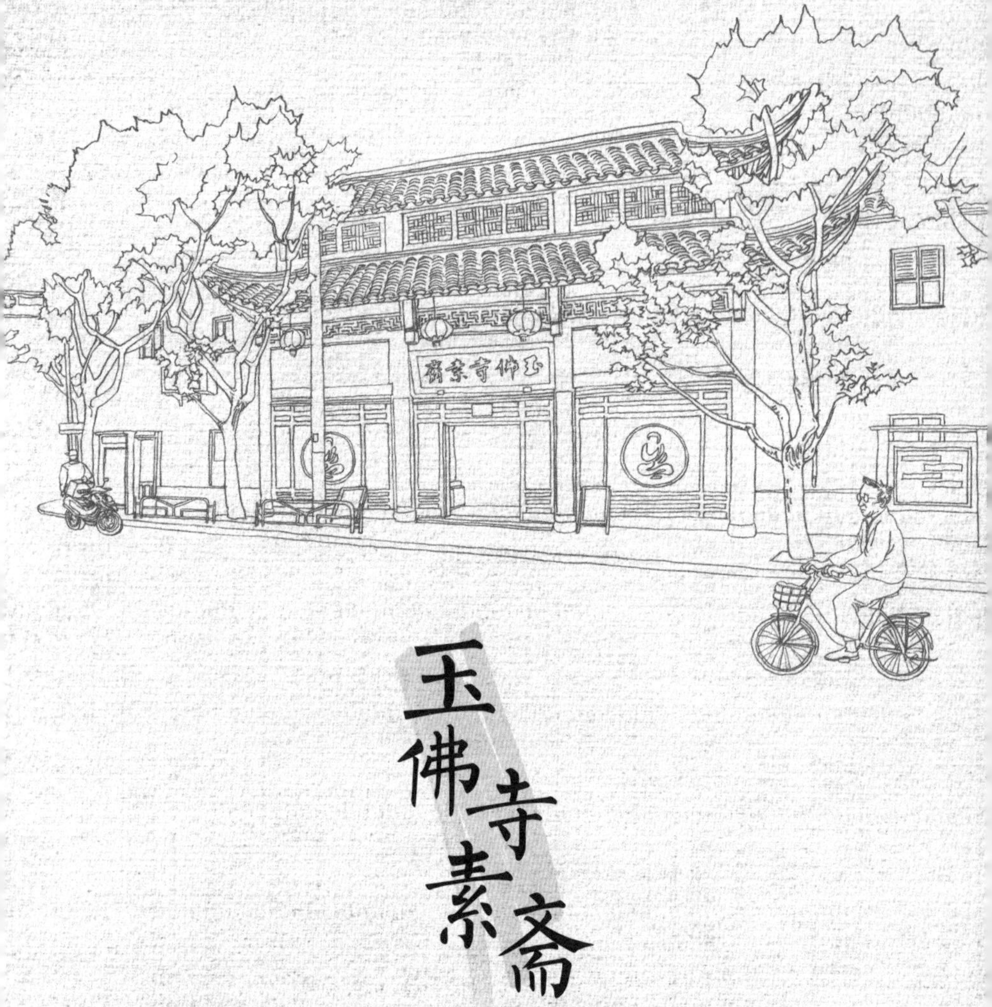

玉佛寺素斋

“寺院素菜”曾风靡一时，为文人雅士所推崇不已。玉佛寺素斋正是这一文化传统在上海城市所体现出来的经典范例。玉佛寺素斋以传统的佛教寺院菜系为基础，以精工细作的江南寺院菜而闻名于世，成功推出了多款色香味形俱佳、酸甜鲜辣多样的现代寺院的海派素斋系列菜肴。

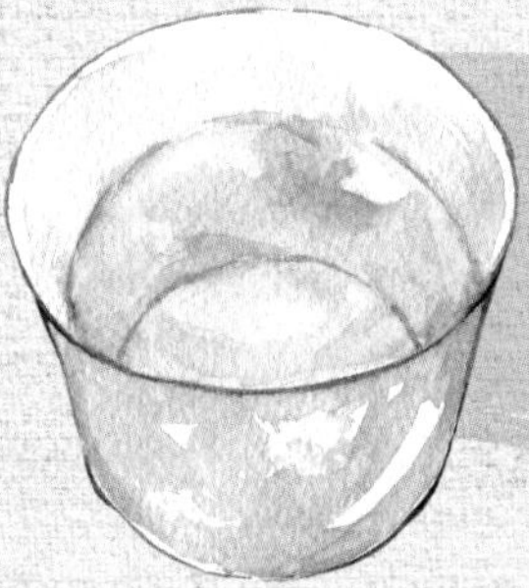

苦荞茶

人生有八苦，生苦、老苦、病苦、死苦、爱别离苦、怨憎会苦、求不得苦、五阴炽盛苦。看透了，便如这一杯清澈见底的苦荞茶，苦中带甜。

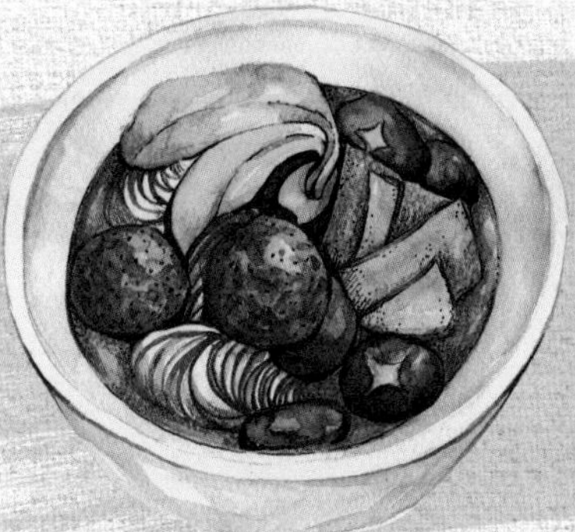

双菇狮子头面

一碗好素面，平凡却又不简单，只有色香味俱全才能称得上一碗好面。面如人生，活得淡雅低调，却要拥有真材实料。

店

地址

上海市普陀区江宁路999号（安远路口）

公历十一月七日至八日

立冬

07-08

〔拾壹月〕

立，建始也，冬，终也，万物收藏也。

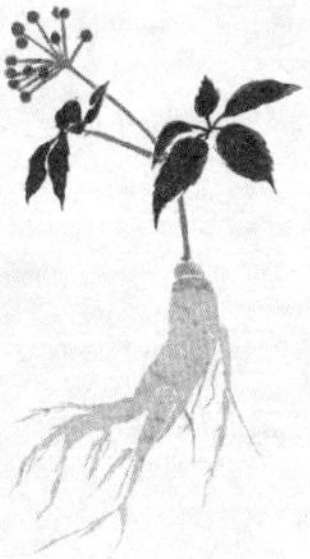

立冬节气的饮食原则

冬季天气寒冷，应有的放矢地食用一些滋阴潜阳，热量较高的膳食为宜，如豆浆、牛奶，同时也要多吃新鲜蔬菜以避免维生素的缺乏，如萝卜、青菜、豆腐等。冬季的西北地区天气寒冷，进补宜选用大温大热之品。而长江以南地区进补应以清补甘温为主。冬令进补应根据实际情况有针对性地选择清补、温补、小补、大补，切不可盲目进补。

多吃养肾食物：立冬食补宜吃栗子、花生、黑木耳。立冬时，心肺气弱，肾气强盛，饮食宜减辛苦，以养肾气。核桃、栗子、花生、黑木耳都是很好的养肾食物。此时饮食宜少吃生冷或燥热的食物，适合清补甘温的食物，同时配以甘润生津的果蔬，如梨、冬枣、柑橘等。

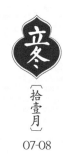

立冬

〔拾壹月〕

07-08

◆立冬气候

立冬，立，建始也，表示冬季自此开始。冬是『终了』的意思，有农作物收割后要收藏起来的含义，中国把立冬作为冬季的开始。

◆立冬三候

一候水始冰，二候地始冻，三候雉入大水为蜃。

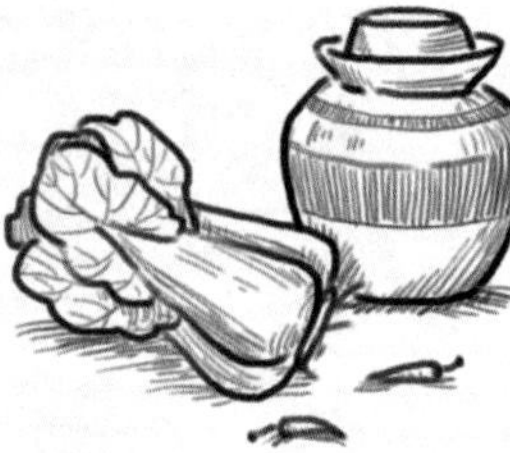

一年中最后一个“四立”大节

立冬与立春、立夏、立秋合称“四立”，是一个非常重要的节日。从汉代开始，天子就会在这一天带领文武百官举行祭祀仪式。祭祀的主要意义是为了迎接冬季的到来，纪念为国捐躯的烈士，鼓励百姓与寒冬做斗争。民间在立冬这一天也有祭祖、饮宴、卜岁等习俗，祈求上天赐予丰年。除此之外，民间还有“立冬补冬，补嘴空”的谚语，意为这一天是辛苦劳作一整年的农民休息的日子，可以做些平时难见的美食来犒赏自己和家人。

立冬无雨一冬晴

全国各地在立冬当天都有一些不同的忌讳，非常有趣。

汉族民间有立冬当天不能吃生萝卜和水果的习俗，认为立冬吃这些寒凉的食物会伤胃；河北、山东等地忌讳立冬当天刮东南风，认为这预示着来年庄稼收成不好；湖南、浙江等地都有立冬当天晴天，一整个冬天天气都会晴好的说法；而四川一带则认为立冬有雨，一整个冬天雨水都会很多。

三九补一冬，来年无病痛

中医认为，冬季是进补的好时节，正确合理的进补，可以帮助提高身体免疫力，加速身体新陈代谢，帮助身体抵御严寒。民间也有“三九补一冬，来年无病痛”的说法。冬季食疗养生要多吃温性、热性的食物，适量增加主食和油脂的摄入，保证优质蛋白质的摄入量，才能有效提高身体的耐寒能力。但冬季进补要适度而行，因人而异。患有炎症、慢性病、急性病期间，进补需要遵循医嘱。在冬季生活养生方面，要注意随时保持愉快的心情和充足的睡眠，适当的运动也可以帮助提高身体免疫力。

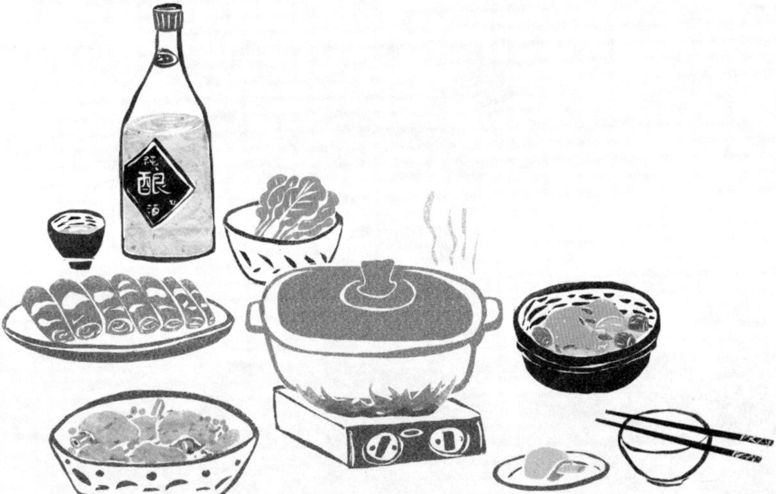

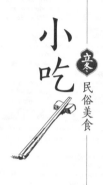

立冬补冬，补嘴空

冬至吃饺子在北方是人尽皆知的传统，但因为饺子来源于“交子之时”的说法，立冬是秋冬季节之交，所以立冬这天也有吃饺子的习俗。除了吃饺子，立冬这天吃些鸡鸭鱼肉，以增强体质，抵御严寒也是常见的习俗。在台湾地区，立冬当天，售卖羊肉炉、姜母鸭的店铺生意都会异常火暴。

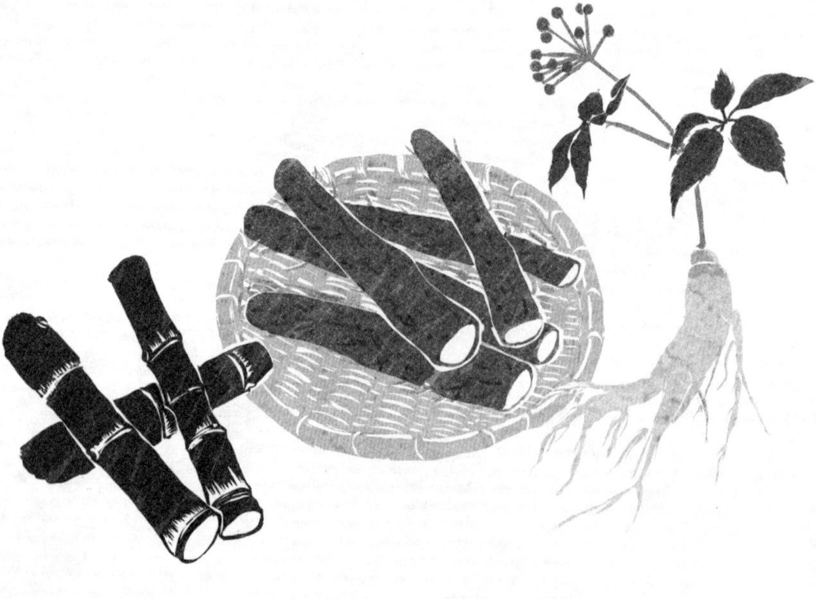

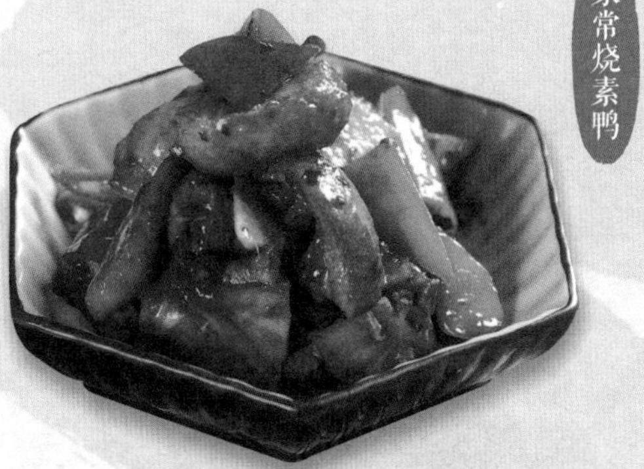

家常烧素鸭

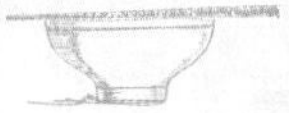

材料／素鸭肉350克、莴笋1根、红辣椒2个。

调料／葱段、姜片、酱油、植物油、盐、料酒、豆瓣酱各适量。

做法

1. 素鸭肉切块；莴笋去外皮，切滚刀块；红辣椒去蒂、籽，洗净。

2. 锅内倒植物油烧热，放入葱段、姜片、豆瓣酱翻炒至出香味，下入素鸭肉翻炒，加入料酒、酱油、盐翻炒，待肉上色后，加入适量沸水，烧沸后转小火慢烧至八成熟时放入辣椒、莴笋，炒至熟即可。

贴心提示：

素鸭肉可在各大超市购买。

菜市场采购手记

油菜：油菜一年四季都能买到，但十一月的油菜最好吃。油菜能行滞活血，消肿解毒，适宜患口腔溃疡、齿龈出血者食用。

菜花：入冬之后，心脏病和中风的发病率随之升高。菜花是含有类黄酮最多的食物之一，能够减少心脏病与中风的发病率。菜花质地细嫩，味甘鲜美，食后极易消化吸收。

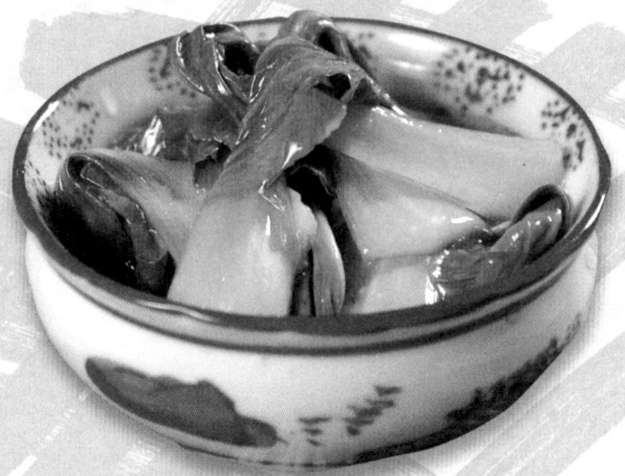

青菜钵

材料 / 油菜 250 克。

调料 / 高汤、盐、味精各适量。

做法

1. 油菜洗净；锅中倒入高汤煮沸，放入油菜煮透。
2. 油菜放入碗中，加入盐、味精即可。

香菇烧菜花

材料/菜花300克、水发香菇100克。

调料/葱末、姜末、蒜末、料酒、盐、味精、植物油各适量。

做法

1. 将菜花洗净，掰成小朵；香菇去蒂，洗净，切成片。

2. 炒锅倒油烧热，先爆香葱末、姜末、蒜末，再下菜花煸炒。

3. 然后把香菇放入锅中一起炒，加盐、料酒、味精，并加少量泡香菇的原汤，一起炒熟即可。

贴心提示：

香菇性平味甘，能补气健身，健脾益胃，提高人体的免疫功能；配合菜花共食，有益气补虚、健脾胃的效果。

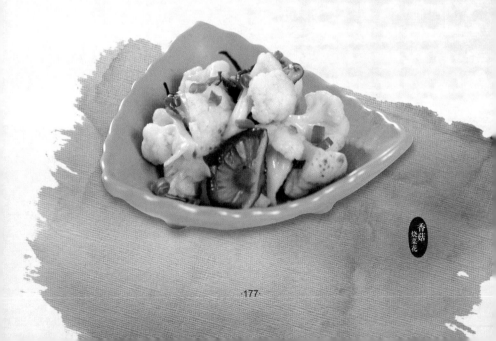

香菇烧菜花

小雪

公历十一月二十二日至二十三日

〔拾壹月〕

22–23

十月中，雨下而为寒气所薄，故凝而为雪。

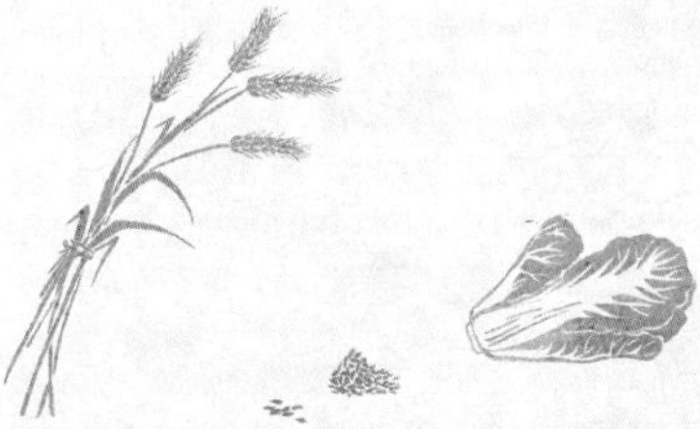

小雪节气的饮食原则

增加温热食物：小雪季节，天气干燥，温度较低，人体中寒气旺盛。养生专家推荐，在这个季节一些黑色的食物其实是更好的选择。黑色的食品有很多种，包括黑木耳、黑芝麻等。它们都是能够迅速帮你产生身体热量的食物。黑豆、黑枣等不仅可以补养肾气，还可以抵抗寒冷，而且能够润肺生津，具有很好的保健功能。

减咸增苦，滋养心气：小雪以后，自然界真正进入到万物收藏、阳蛰阴浮的时节，人体的肾气相对旺盛。《黄帝内经》中讲：『冬日肾水味咸，恐水攻火，故宜养心。』意即冬季的饮食调养不宜过多食用咸味食物，以免使本来就偏亢的肾水更亢，致使心阳的力量减弱。所以，冬天的饮食原则是减咸增苦，抵御肾水，滋养心气，维持人体的阴阳平衡。

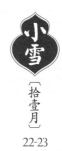

小雪

〔拾壹月〕

22-23

小雪气候

小雪节气，东北风开始成为中国广大地区的常客，气温下降，逐渐降到零摄氏度以下，但大地尚未过于寒冷，虽开始降雪，但雪量不大，故称小雪。

小雪三候

一候虹藏不见，二候天气上升地气下降，三候闭塞而成冬。

地寒未甚“米雪”至

小雪节气一到，意味着我国华北地区将会开始有降雪。雪同时也是冬季的象征，只有天气足够寒冷且湿度达到一定要求才会形成降雪。由于小雪前后“地寒未甚”，所以降雪量很小，在低空中或者一落地就会融化，地面上很难有一定厚度的积雪，气象学中把这种现象称作“湿雪”“雨夹雪”。有时还会降下像小米粒大小的白色冰粒，称为“米雪”。

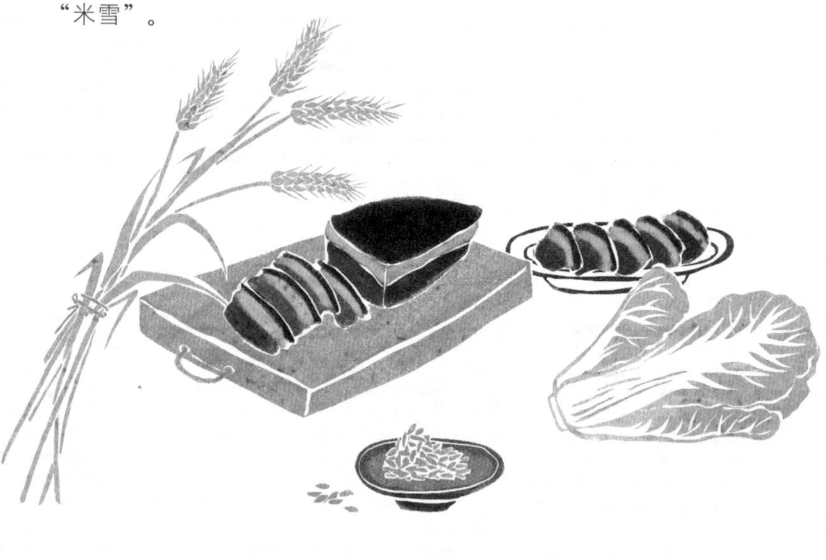

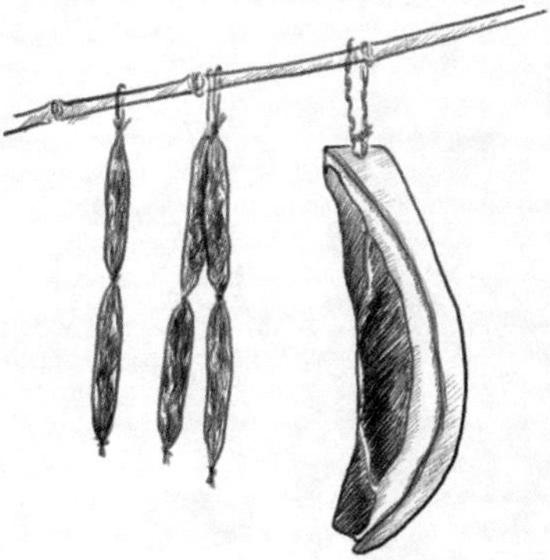

北方修果树，南方种小麦

《本草纲目》中记载，雪水能解毒，治瘟疫。民间有用雪水治疗烫伤、冻伤的偏方。积雪还有一定的保暖作用，利用土壤的有机物分解，能增强土壤的肥力，因此有“瑞雪兆丰年”的说法。为了应对小雪时节的气候变化，我国北方地区的果农会开始修剪果树，避免果树受冻；南方地区的农民会开始播种小麦，如果小麦不能在小雪后的三到五天内完成，将会对小麦的生长和收成造成一定影响。

寒菜、炒糯米，一个都不能少

江浙地区有在小雪时节腌菜的习俗，也称“腌寒菜”。过去交通不发达，冬天蔬菜较少且价格很贵，因此百姓习惯在小雪当天购置大量蔬菜，做成腌菜，作为一整个冬天的小菜来食用。民间有“家有腌菜，寒冬不慌，腌菜打滚，吃的饭香”的俗语。常见的腌菜有白菜、萝卜、雪里蕻等。

与腌寒菜道理相同，炒糯米也是为了过冬所做的食材准备。人们将糯米炒熟储备起来，冬天吃的时候用开水或高汤泡开，制成汤饭。

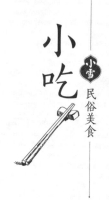

十月朝，糍粑禄禄烧

对于北方人来说，“糍粑”这两个字有点陌生，如果说“年糕”想必很多人就明白了。糍粑其实就是年糕在南方的名字。在古代，我国南方曾把糍粑作为传统节日的祭品，而小雪当天吃糍粑的习俗也流传了很多年。更有俗语“十月朝，糍粑禄禄烧”一直流传至今。这里“禄禄烧”是非常形象的客家语言，“禄”指用筷子卷起糯米粉团，快速转动；“烧”指热气腾腾。表现了小雪当天吃糍粑的热闹场景。

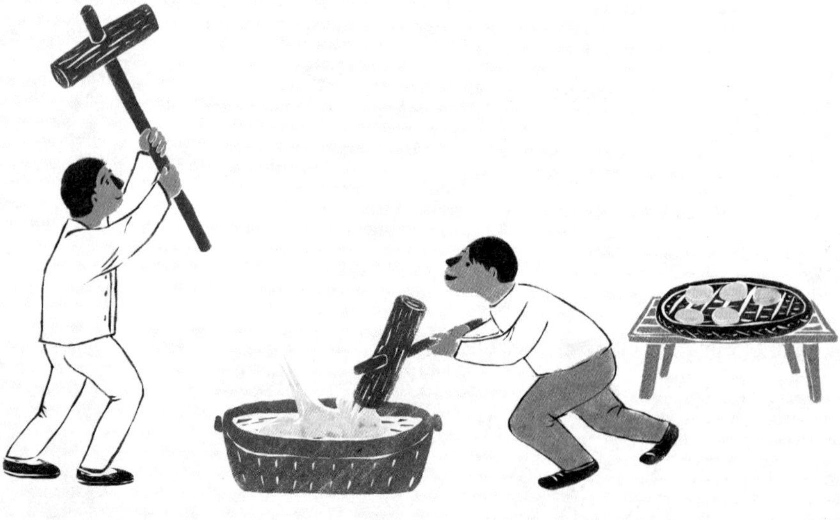

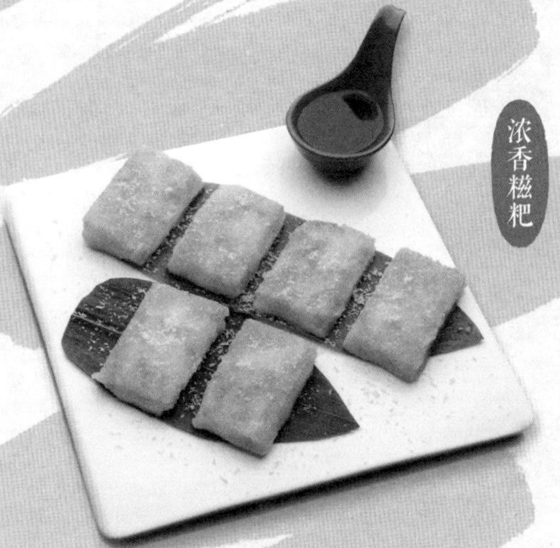

浓香糍粑

材料/糯米300克、黄豆粉30克。

做法

1. 糯米用水泡4个小时，上蒸笼蒸50分钟，取出。把糯米趁热用擀面杖捣烂。

2. 在案板上撒一些熟的黄豆粉，把捣烂的糯米团放到案板上，搓成圆球，糍粑的两面都要撒黄豆粉。

3. 把糍粑切成长宽条，用煎锅煎熟，摆盘即可。

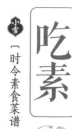

菜市场采购手记

柿子：冬天吃冻柿子是必不可少的环节。冻得坚硬的柿子和化过的柿子都可以食用，且口感大不相同，各有风味。柿子富含果胶，有良好的润肠通便作用。但柿子不可空腹食用，以防伤胃。

芹菜：芹菜具有清热利湿、凉血止血、清肠利便、降低血压等功效。常吃芹菜，对预防高血压、动脉硬化等都有辅助治疗作用。

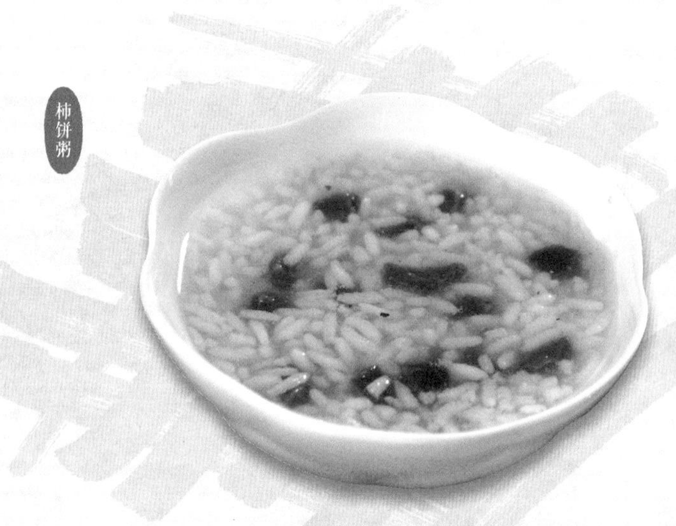

柿饼粥

材料 / 柿饼 4 个、大米 100 克。

调料 / 白糖适量。

做法

1. 将柿饼洗净，去蒂，切成碎粒；大米淘洗干净。

2. 锅上火，放入清水、大米、柿饼粒，用大火煮沸后，转小火煮熬成粥，调入白糖调味即可。

香干拌芹菜叶

材料/芹菜叶100克、豆腐干200克。
调料/盐、白糖、香油、味精各适量。

做法

1. 将新鲜的芹菜叶择洗干净，放沸入水中焯一下，捞出，过凉。

2. 将豆腐干放入沸水中焯一下立即捞出，切成小丁。

3. 将凉透的芹菜叶挤干水分，切成碎末，放入盘内，加入豆腐干丁、盐、白糖、香油、味精，拌匀即可。

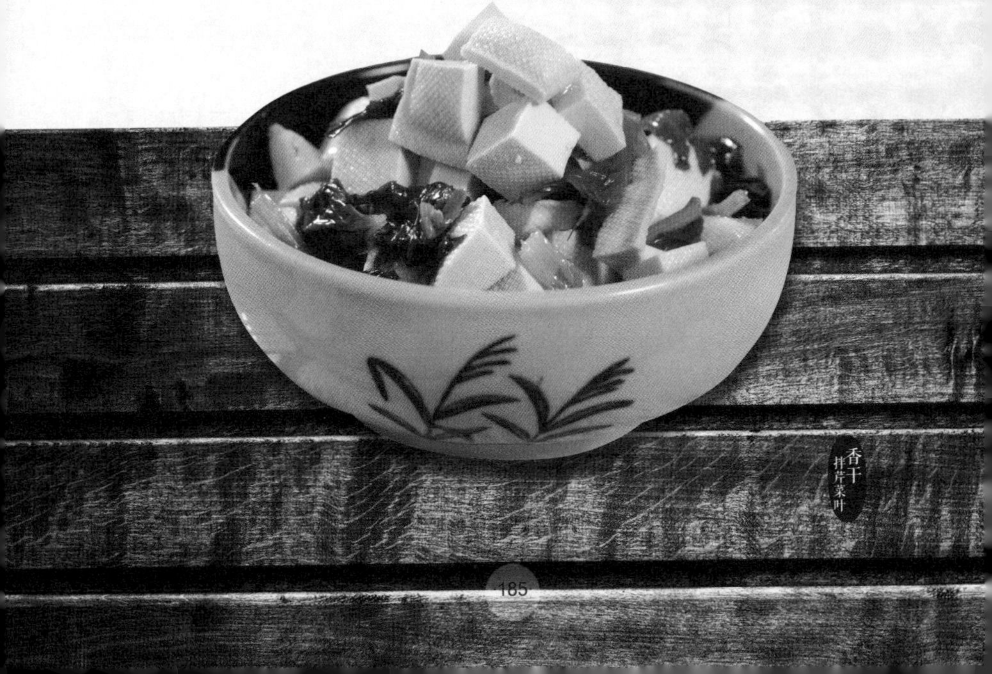

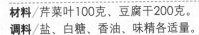

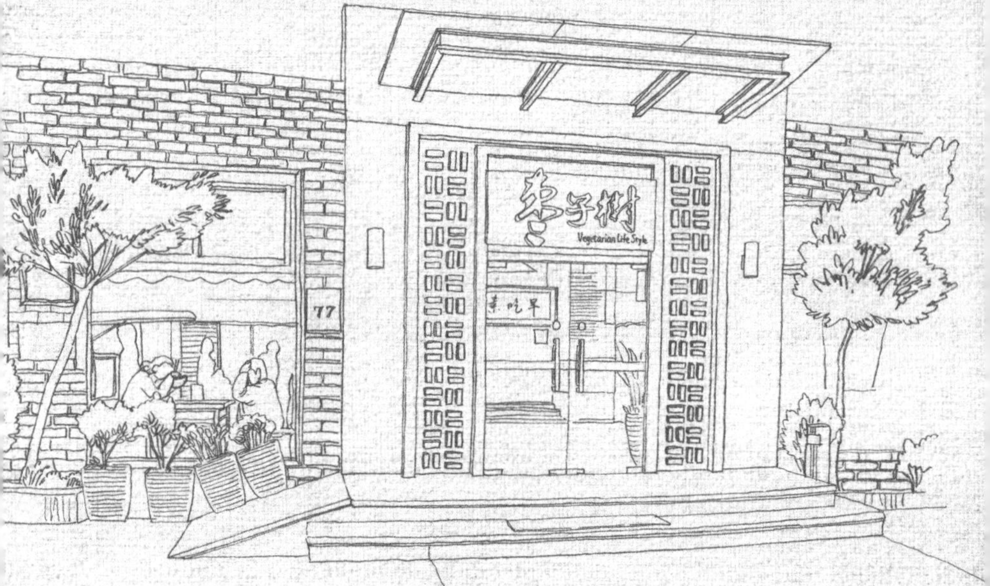

枣子树

枣子树是上海极为有名的一家素食餐厅，自2001年创办至今已经拥有4家分店，接待食客300余万。枣子树这个名字是取“早吃素”的谐音。一进入店里，就能看见悬挂在门堂之上的高僧题字“早吃素”。店里的装修环境也配合了素食主题，装修古朴雅致，禅味浓厚。枣子树多年来一直坚持无烟、无酒、无蛋、无肉，坚持在烹制过程中使用纯净水、采用有机茶和餐前先上水果等习惯。

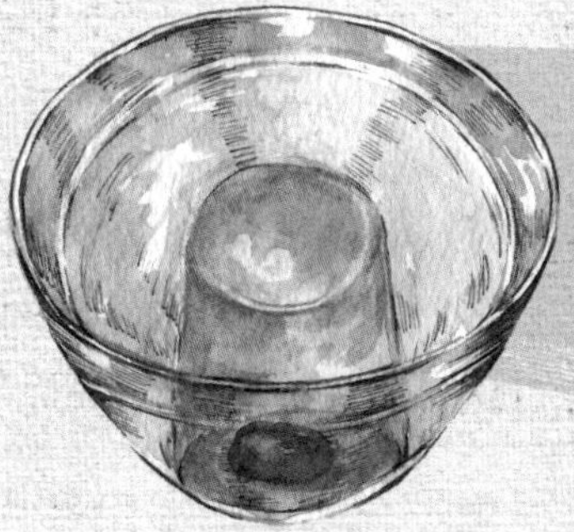

枣子冻

仙家不食人烟火，唯有不舍枣三枚。一枚红枣，外观艳而不娇，味道甜而不腻，营养多而又不过胜，难怪仙人也舍不得那三枚红枣。

店

淮海店
上海市卢湾区嵩山路77号（上海皇宫内）

江宁店
上海市静安区奉贤路258号（美琪戏院旁）

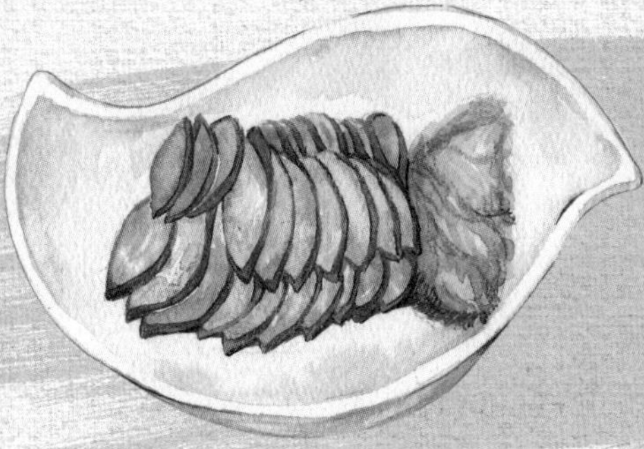

长相思

山一程，水一程，身向榆关那畔行，夜深千帐灯。

风一更，雪一更，聒碎乡心梦不成，故园无此声。

店

源深店
上海市浦东新区张杨路1458号源深体育中心北区星之健身三楼

古北店
上海市长宁区黄金城道848号巴黎花园2楼（古北新区内）

大雪

公历十二月六日至八日

〔拾贰月〕

06–08

大者，盛也，至此而雪盛也。

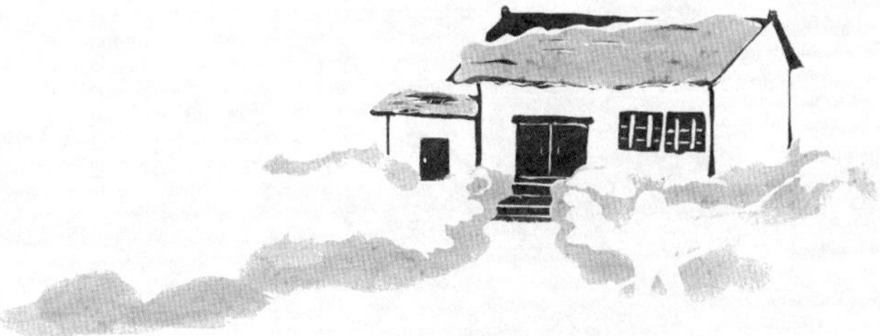

大雪节气的饮食原则

温热补益：天气越来越寒冷了，在寒冷的天气中选择一些温热补益的食物来调节自己日常的饮食，以此来达到强身健体和暖身御寒的目的。可选择桂圆、红枣等，这些食物中富含蛋白质及脂肪，产热量多，对于素体虚寒、阳气不足者尤其有益。养阳滋阴以达阴阳平衡。元代忽思慧《饮膳正要》中指出，冬气寒，主张进热食，并给予温补阳气类膳食。但同时还应以保阴潜阳为原则，为使“阴平阳秘”，防治上火，冬季宜配食藕、黑木耳等护阴之品，尤其是一些体弱多病、精气亏损的中老年人，以求阴阳平衡。另外，每天还应补充水果，多吃柚子、苹果等生津类水果，对抵御冬季干燥有好处。

进食不宜过饱：冬季饮食摄入量相对增加，但是活动量相对减少，吃得过饱容易造成气血运行不畅。因此，晚餐要适当控制，饭后要适当活动一下，若有腹胀时，可以自己按摩腹部促进胃肠道蠕动，加快食物的消化吸收，以免积食，日久便秘等。

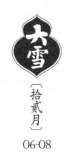

大雪

〔拾贰月〕

06-08

大雪气候

大雪，顾名思义，是雪量大的意思。古人云：『大者，盛也，至此而雪盛也。』到了这个时段，雪往往下得大、范围广，民间常有『瑞雪兆丰年』的说法。

大雪三候

一候鹖鴠不鸣，二候虎始交，三候荔挺出。

大雪美景，银装素裹

大雪时节，除了华南和云南地区，我国大部分地区都已经进入了严冬。东北、西北地区的平均气温会降至零下10摄氏度。大部分地区都会出现降雪，辽阔大地穿上了漂亮的银装。大雪之后，由于温度低，不仅积雪不容易融化，就连水也会结成厚厚的冰，民间有“大雪冬至后，篮装水不漏”的谚语。但随着近些年气候变暖，偶尔也会出现冬季气温较高，没有结冰或降雪的现象。

小雪腌菜，大雪腌肉

南京地区有“小雪腌菜，大雪腌肉”的俗语。大雪节气也被称作“腊肉节气”。那么南方为什么要在大雪前后制作腊肉呢？这是因为南方冬天气候湿冷，可以保持腊肉在太阳下晾晒时不会过度结冰、干燥，且冬天气温低，制作好的腊肉不容易腐坏，能保存几个月之久，可以在春节前后当作佳肴享用。制作腌肉的一般方式是将盐、大料、桂皮、花椒、白糖等入锅炒熟，放凉后涂抹在鱼、肉的表面，反复揉搓，直到肉色由鲜转暗，再把肉连同剩下的盐放进缸内，用石头压住，放在阴凉背光的地方存放，十天后取出晒干即可。

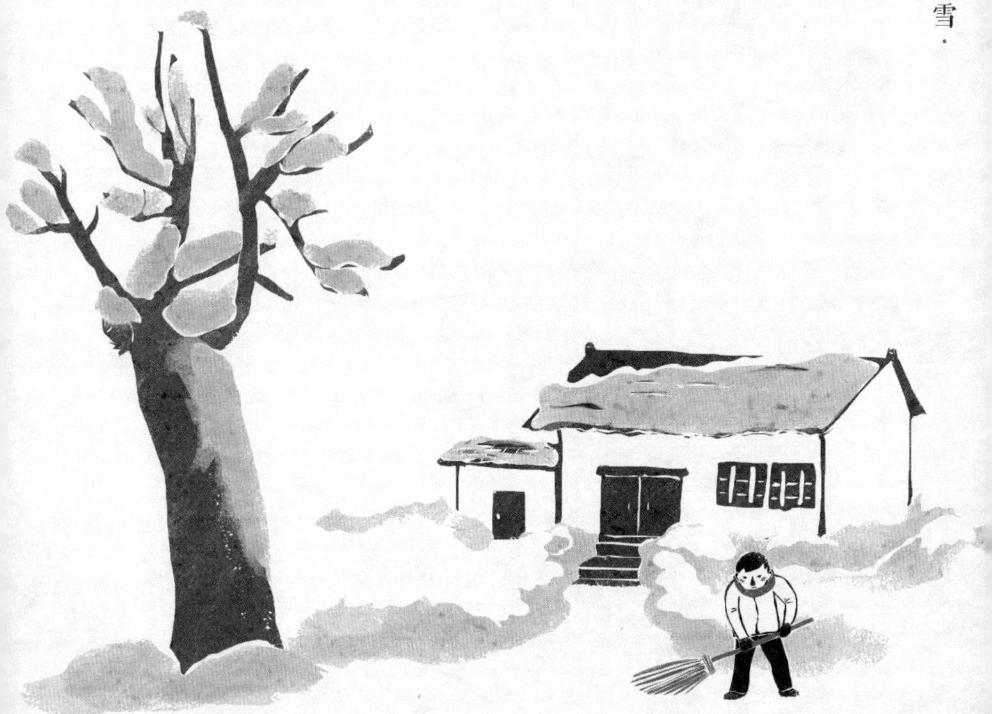

小雪封地，大雪封河

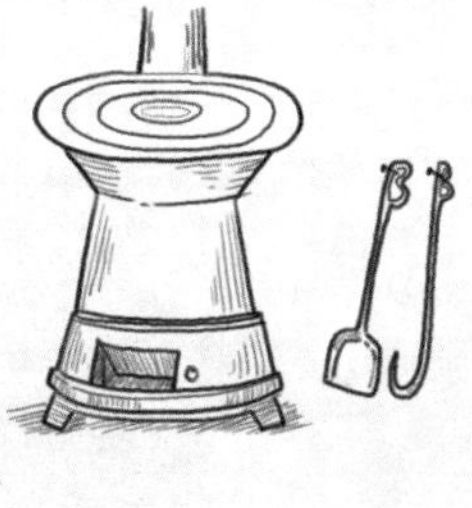

到了大雪节气，由于天气极寒，河水结冰，人们可以尽情地在冰面上滑冰嬉戏。但近些年，气候变暖，大雪前后温度越来越高，有时大雪时节河水还在涓涓流动。因此若还像过去一样到河面上滑冰是非常危险的。

小吃 大雪 民俗美食

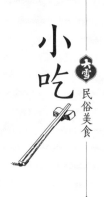

大雪兆丰年，进补需有度

大雪时节，我国大部分地区都进入了白雪皑皑的严寒阶段。从中医养生学的角度来看，大雪时节意味着进入了“大补”的好时节。不过这一时间段虽然适宜进补，但也要注意补养适度。很多人都喜欢在寒冷的雪天吃热腾腾的火锅，火锅的食材从进补角度来看就很有讲究，不要全用肉食，应该多吃山药、白菜等蔬菜。

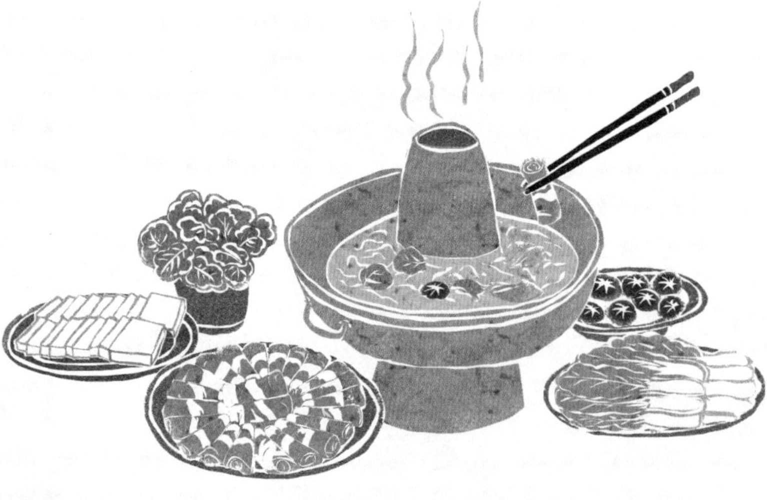

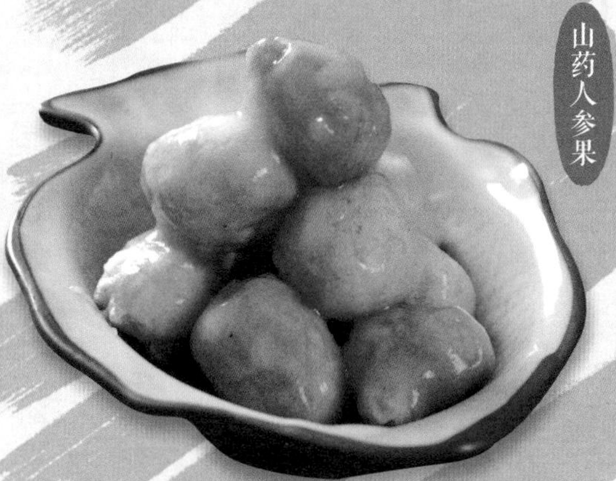

山药人参果

材料/人参10克、核桃仁30克、山药500克、鸡蛋2个。
调料/白糖、盐、水淀粉、植物油各适量。

做法

1. 人参研细末；山药洗净，放笼内蒸熟，剥皮，碾成山药泥；将人参与山药泥搅拌均匀，制成人参山药泥。核桃仁用沸水浸泡剥皮，去水分。

2. 锅内放植物油，烧至五成热时下核桃仁，炸成淡黄色捞出；鸡蛋打成蛋液。

3. 将炸好的核桃仁用人参山药泥包成球形，裹蛋液及水淀粉，入八成热的油锅中炸至金黄色捞出，整齐地码放到盘中。

4. 锅内留底油，放入白糖、盐熬汁，然后将熬好的汁浇在炸好的人参果上即可。

菜市场采购手记

蘑菇：冬天是吃蘑菇的最佳季节，应季的蘑菇多达十余种。另外，蘑菇还具有除了酸甜苦辣咸之外的第六种味道，鲜味。这一特点用来为菜品提鲜再好不过。

冬笋：冬笋质嫩味鲜，清脆爽口，含有丰富的蛋白质和多种氨基酸、维生素，能促进肠道蠕动，既有助于消化，又能预防便秘和结肠癌的发生。

什锦蘑菇汤

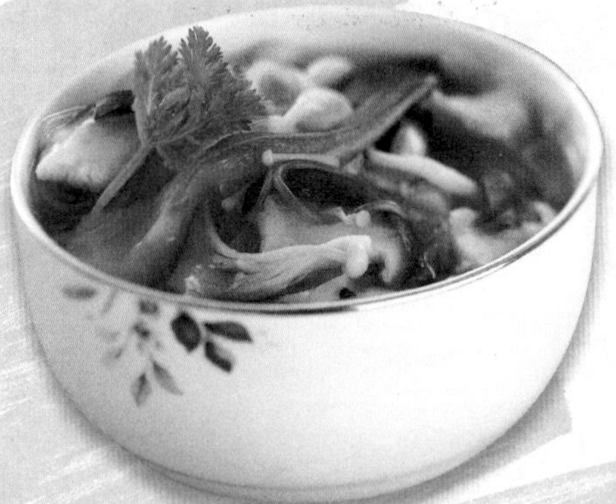

什锦蘑菇汤

材料 / 冬菇、芦笋、金针菇各 100 克，粉丝 50 克，熟扇贝丝 20 克。

调料 / 植物油、姜末、蒜蓉、盐、高汤、鸡精各适量。

做法

1. 冬菇、芦笋洗净，去老根，切成片，焯水过凉；金针菇去根，洗净，焯水，过凉；粉丝剪短用温水泡软。

2. 锅内倒油烧热，煸香姜末、蒜蓉，倒高汤烧沸，放粉丝烧沸，放芦笋片、冬菇片、金针菇，开锅放扇贝丝稍煮，加盐和鸡精调味即可。

腌笋干

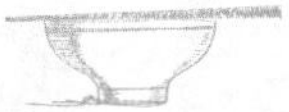

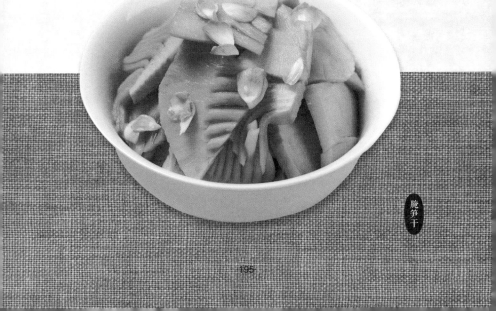

材料/新鲜冬笋5000克。

调料/盐适量。

做法

1. 冬笋去掉笋衣，纵向切成片状，置于清水中浸泡1～2天，其间宜换水两次。

2. 锅中放水和盐，烧沸后放入泡好的笋片，煮至熟透后捞起，晾凉。

3. 将笋片置于阳光下晒至半干后收回，码入腌菜坛内，撒入适量盐。

4. 密封坛口，将其静置于阴凉通风处，随吃随取。

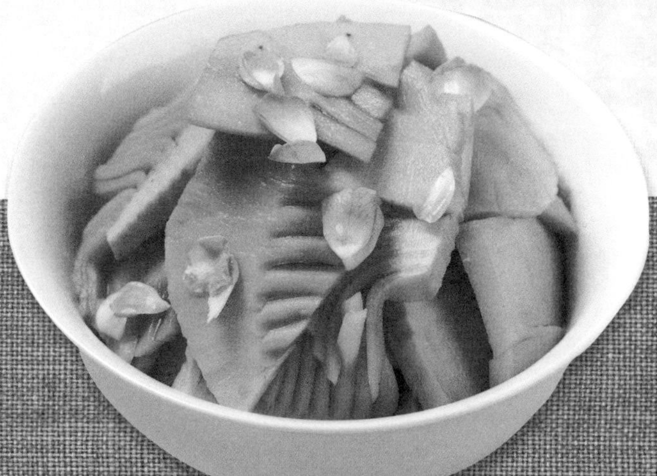

冬至

公历十二月二十一日至二十三日

〔拾贰月〕

21-23

阳气始生，日南至，日短之至，故曰冬至。

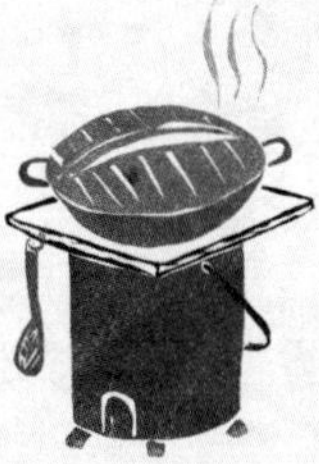

冬至节气的饮食原则

多吃萝卜：『冬吃萝卜夏吃姜，不劳医生开药方』。萝卜具有很强的行气功能，还能止咳化痰、除燥生津、清凉解毒。萝卜可与菊花茶搭配食用，有诗云：『青菜萝卜糙米饭，瓦壶天水菊花茶。』萝卜的养生、保健、药用效应与菊花茶有着相融之处。冬季适度增加全麦面包、稀粥、糕点、苏打饼干等糖类的摄入，既有助于御寒，又可以振奋情绪。专家建议把面食、点心类食物当作可以吃的抗抑郁剂。还可吃复合性的糖类营养品改善心情，效果虽然慢一点，但更合乎健康原则。

增加维生素的摄取：冬季缺少蔬菜，容易导致维生素的缺乏，因此饮食中应特别注意增加含维生素C的蔬果，如白萝卜、胡萝卜、辣椒、土豆等蔬菜，柑橘、苹果等水果。还要增加蛋类、豆类等食物，以保证身体对维生素A、维生素B_1、维生素B_2等的需求。

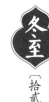

冬至

〔拾贰月〕

21-23

冬至气候

冬至是中国农历中一个重要的节气，也是中华民族的一个传统节日，冬至俗称冬节、长至节、亚岁等。

冬至三候

一候蚯蚓结，二候麋角解，三候水泉动。

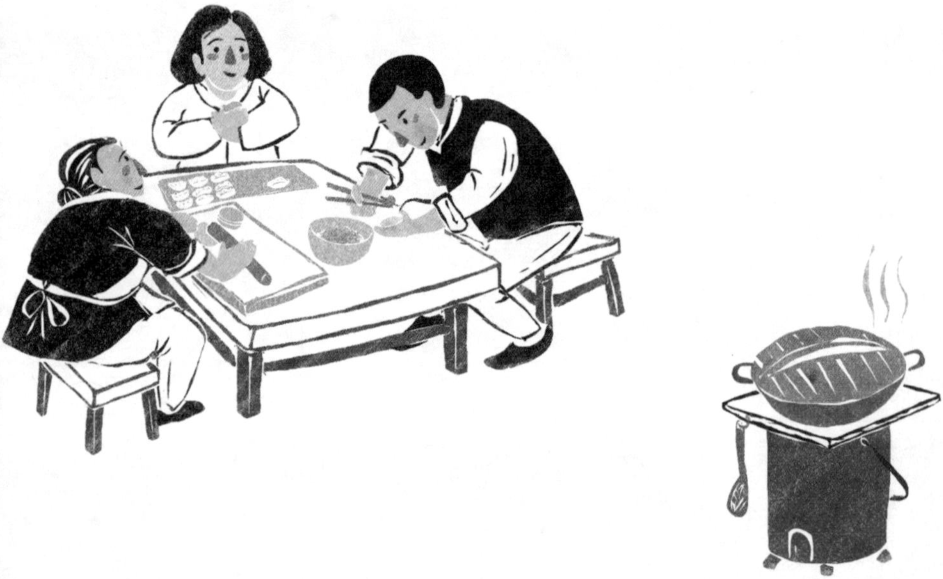

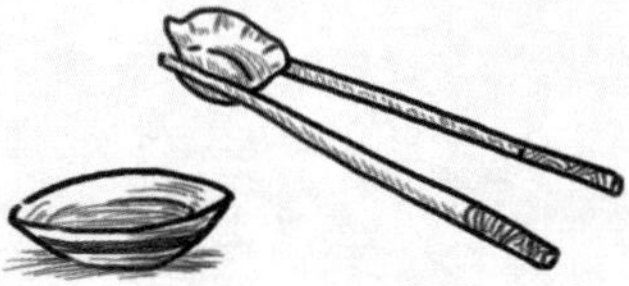

安身静体的冬至节

南宋孟元老《东京梦华录》中有这样一段记载："十一月冬至。京师最重此节，虽至贫者，一年之间，积累假借，至此日更易新衣，备办饮食，享祀先祖。官放关扑，庆祝往来，一如年节。"这段文字很好地诠释了古代对冬至的重视，这一天俨然成了举国上下放假休养的日子。上至天子，下至百姓，全部停止工作，备办饮食，祭祀祖先。过去有些地方也把冬至称作"小年"，认为"阴极之至，阳气始生，日南至，日短之至，日影长之至，故曰冬至。"也就是说古人庆祝冬至，是将冬至视为一年的开始，是非常喜庆吉祥，值得庆祝的。

冬至美食各不同

冬至吃饺子是北方最常见的习俗，那么南方在冬至的时候吃什么呢？

冬至团：冬至团是用糯米做的一种糕点，里面有糖、肉、蔬果、豆类等不同的馅料。南方很多地区都会在冬至的早上包冬至团，取团团圆圆的美意。冬至团不但作为给家里人过节的美食，同时也是馈赠亲友的佳品。

红豆米饭：江南一带的百姓喜欢在冬至这一天煮红豆米饭。传说冬至这天会有惨死的恶鬼出来游荡，残害百姓，但是恶鬼最怕红豆，如果冬至这天吃了红豆饭，恶鬼就不敢近身。

九层糕：九层糕是台湾地区过冬至节必备的传统美食。九层糕是用糯米粉捏成鸡、鸭、龟、牛、羊等寓意吉祥的动物，放入蒸笼分层蒸熟的一种糕点，常用来祭祖。

小吃 冬至 民俗美食

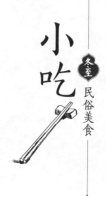

冬至吃水饺，耳朵冻不掉

说起冬至为什么吃水饺，还要从“医圣”张仲景说起。相传张仲景辞官回乡，正值冬季，大雪纷飞，百姓们却饥寒交迫，耳朵都冻伤了。于是张仲景和徒弟搭建医棚，用驱寒的食材制作成像耳朵似的“娇耳”，又煮了驱寒汤，免费分发给百姓，帮助百姓度过了严寒。从此，冬至吃水饺的传统就此流传下来，并有了冬至吃饺子，可以防冻耳朵的说法。

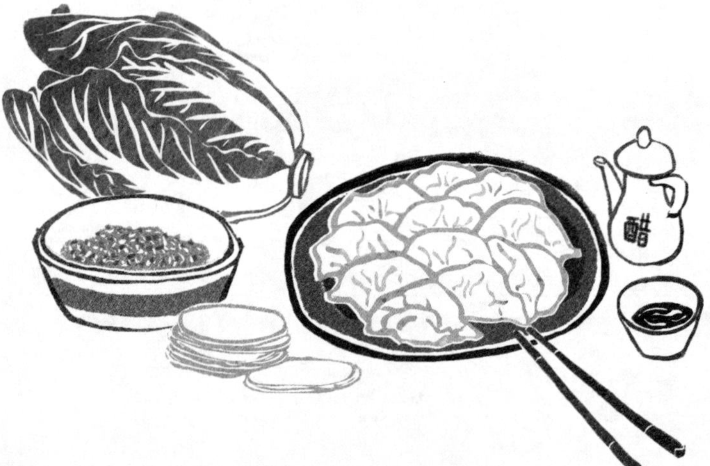

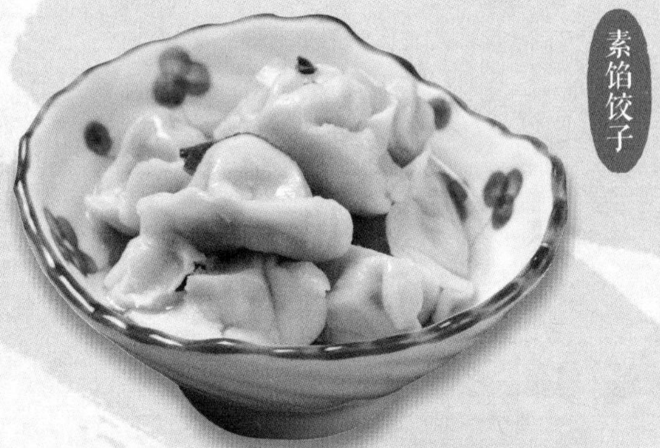

素馅饺子

材料/饺子皮适量、韭菜100克、鸡蛋1个。
调料/姜末、盐、味精、植物油、香油各适量。

做法

1. 鸡蛋磕入碗内，打散，入锅用植物油煎成蛋饼，铲碎；韭菜择洗干净，切末。

2. 将鸡蛋、韭菜、姜末放入盆中，加盐、味精、香油拌匀，调成馅。

3. 将馅料包入饺子皮中，收边捏紧，做成饺子生坯，放入烧沸的蒸锅内用中火蒸20分钟即可。

菜市场采购手记

生姜：生姜具有发汗解表、温中止呕、温肺止咳、解毒的功效。但姜属热性，因此有『一年之内，秋不食姜；一天之内，夜不食姜』的说法。冬天是吃姜驱寒的好季节，但也要注意适量。

菠菜：菠菜的生命力十分顽强，即使在环境恶劣的寒冬仍然能顽强生长。冬季是吃菠菜的好季节，常吃菠菜能预防缺铁性贫血。

姜汁蜜

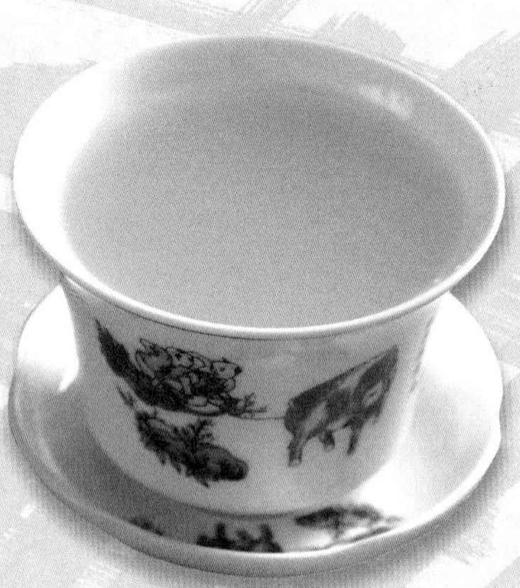

姜汁蜜

材料 / 生姜 10 克。

调料 / 蜂蜜适量。

做法

1. 生姜洗净去皮，捣烂备用。

2. 将生姜用纱布绞汁，加入蜂蜜搅匀服用即可。

贴心小提示

蜂蜜适宜肺燥咳嗽、干咳无痰之人食用。尤其适宜老年人、体弱者、病后、产妇便秘时食用。

菠菜拌豆干

材料/菠菜300克（茼蒿或油菜亦可）、卤五香豆干3块。
调料/植物油、酱油、盐、味精、香油各适量。

做法•

1. 菠菜择洗净，放入沸水锅中焯烫，捞出冲凉后挤干水分，再切碎备用。

2. 卤五香豆干洗净切碎，放入热油锅中炒香，加入1勺酱油调味后盛出。

3. 将菠菜碎和卤五香豆干碎混合，再加入盐、味精、香油拌匀即可。

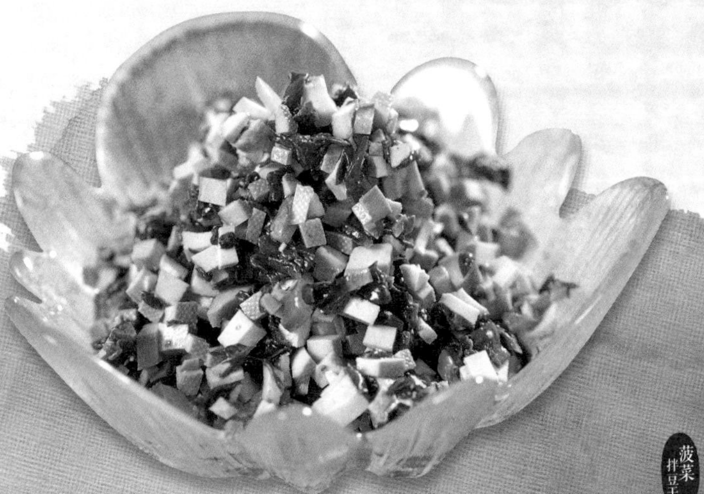

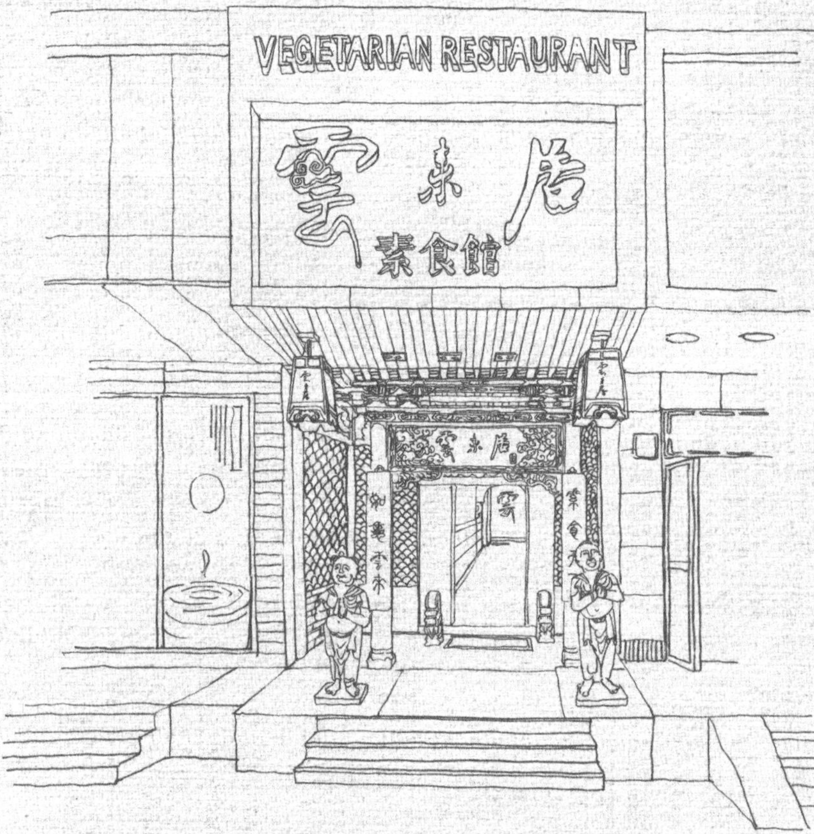

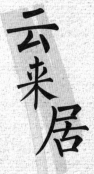

云来居

位于深圳的云来居是一家云南特色十足的素食店，可以说是云南高原自然饮食文化的缩影。云来居的菜品均以全天然为主，所用的食材大多来自于云南的山珍、野菜、鲜花。一进入云来居，食客不会感受到一般素食馆中浓厚的佛家斋菜馆气息，迎面而来的是一种现代而又充满自然气息的感觉。云来居提倡自然、健康、营养、环保、节能、仁爱、回归、不惟古、不惟今，无家无派，恰如云卷云舒的境界。

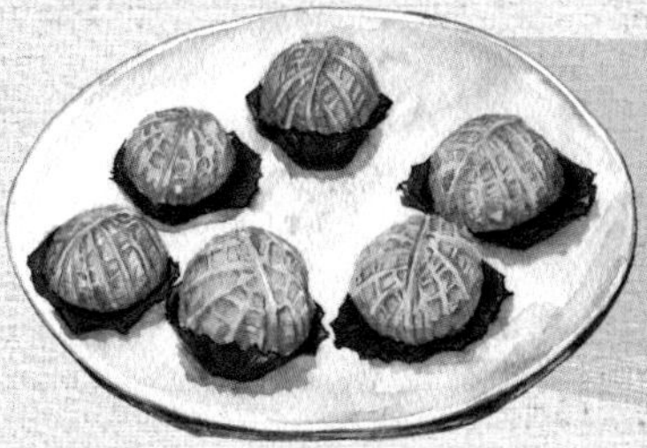

核桃包

外表坚硬粗糙，内心却柔软香甜。当核桃退去沧桑，竟能如此抚慰忧伤。

深山店

深圳市福田区深南大道6068号香蜜湖度假村（近中国娱乐城大门南侧）

南山店

深圳市南山区南山大道与创业路交界处亿利达创世纪商务中心6楼

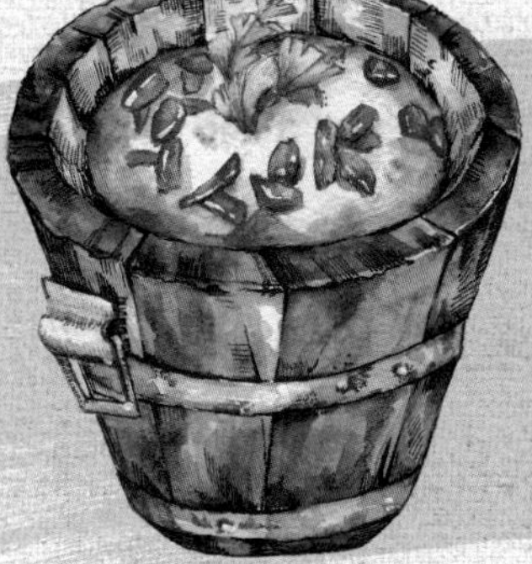

一桶江山

一桶江山，汇集酸甜苦辣咸。尝尽千滋百味后，才能在不经意间领悟人生的真谛。

东门店

深圳市罗湖区东门永新街东门町广场4楼（近地铁老街A出口）

海上世界店

深圳市南山区蛇口海上世界环船广场B区208号

小寒

公历一月五日至七日

〔壹月〕

05–07

十二月节，月初寒尚小，故云。月半则大矣。

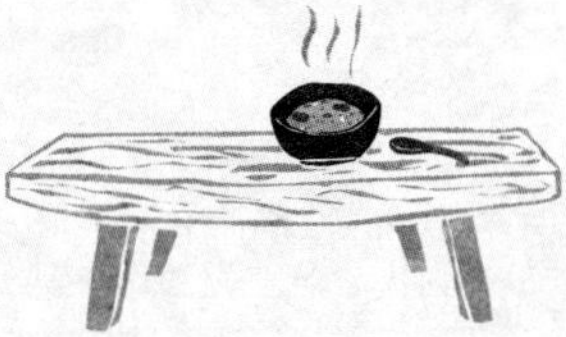

小寒节气的饮食原则

饮食温补忌燥热：冬季是四季进补的最佳时机。冬季多寒，宜食温性食物。煎、烤、炸等燥热食品应当少吃，葱也要少吃。

多苦少咸养心气：冬季饮食养生遵循『少食咸，多食苦』的基本原则，以『藏热量』为主。冬季宜多食的食物有韭菜、桂圆、黑木耳、萝卜、核桃仁、栗子、红薯等。

忌食寒凉：饮食不当，是导致人体阳气损伤的第一因素。冬天，人的脾胃功能相对虚弱，若再食生冷寒凉性食物，易损伤脾胃阳气。因此冬季应少吃荸荠、柿子、生萝卜、生黄瓜、西瓜等性凉的食物。

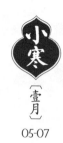

小寒

〔壹月〕

05-07

◆小寒气候

小寒是二十四节气中的第二十三个节气，是干支历子月的结束以及丑月的起始；太阳位于黄经285度，标志着气候开始进入一年中最寒冷的一段日子。

◆小寒三候

一候雁北乡，二候鹊始巢，三候雉始鸲。

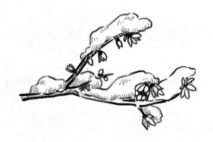

腊月里的小寒

“腊”字的本义是“接”，即新旧交替的意思。十二月份正是辞旧迎新的时节，因此古代在十二月份常会举行腊祭。而在十二月份的小寒自然也与许多腊月的习俗密切相关。腊祭是我国最古老的祭祀仪式之一，从先秦时期就已经形成。腊祭主要有三层含义：一是对家族祖先的怀念和祭奠；二是对百神保佑粮食收成的感谢；三是庆祝一年将近，百姓借此机会进行休息和娱乐。

历史悠久的腊八节

腊八节在我国也有着非常悠久的历史。先秦时期，人们会在小寒前后举行“猎祭”，用打到的猎物祭天，以感谢过去一年的丰收和祈祷来年的风调雨顺。又因古时“猎”与“腊”相同，后逐渐演变成腊祭，并渐渐

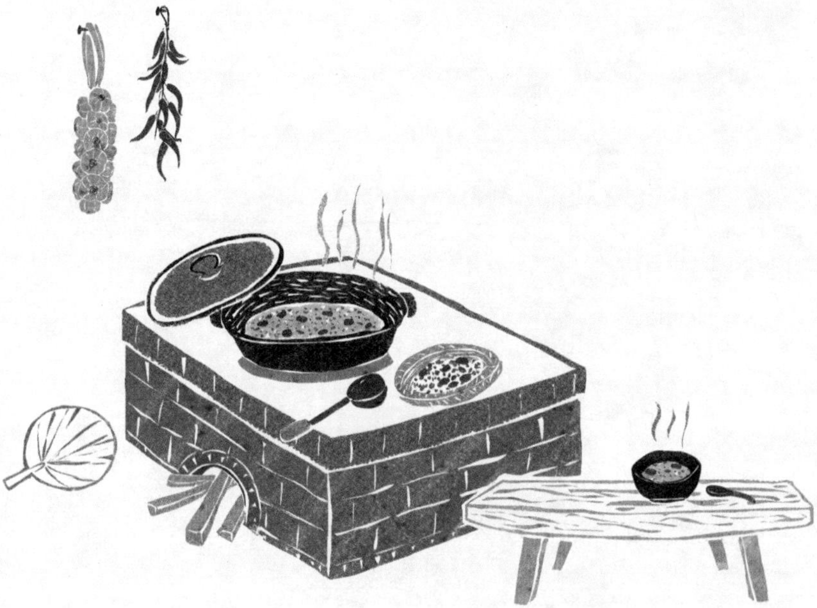

将农历十二月初八定做腊日，后来发展成腊八节。

腊八节这天有很多民俗，如人们会在这一天聚会庆祝，街上锣鼓喧天，热闹非凡。百姓家里除了喝腊八粥外，还喜欢制作腊八蒜。腊八蒜即用米醋浸泡紫皮蒜，装入小坛，封上口放到背光的地方，直到蒜变成绿色，即可食用。有的地方还会在腊八节前一天用钢盆装满水，让水结冰。据说腊八节当天吃冰可以在未来一年里远离肚子疼。

小寒天气热，大寒冷莫说

小寒应该是非常寒冷的时节，如果小寒不冷，民间认为到了大寒就会遇到极寒的天气，寒冷的程度会达到无法用语言形容的地步，因此民间非常忌讳小寒不冷。另外还有“小寒大寒不下雪，小暑大暑田干裂”的说法，认为小寒不下雪也是不好的天气预兆。

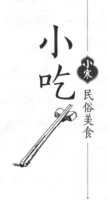

腊月八日粥，八宝美调和

腊八是小寒时节中最重大的节日，古代称为“腊日”，俗称“腊八节”。从先秦起，就有腊八节当天用腊八粥祭祀祖先和神灵、祈求丰收吉祥的传统。腊八节喝腊八粥是全国各地公认的传统，腊八粥是用多种食材熬制的粥，还叫作七宝五味粥。最早的腊八粥只用红豆来制作，后来根据各个地方的特色，腊八粥中的食材逐渐变得丰富多彩起来。

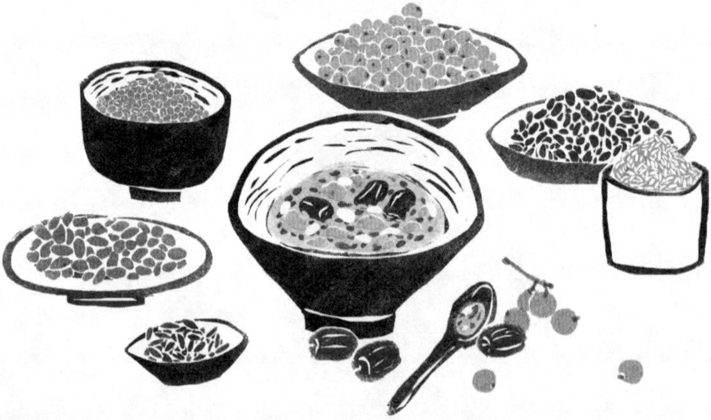

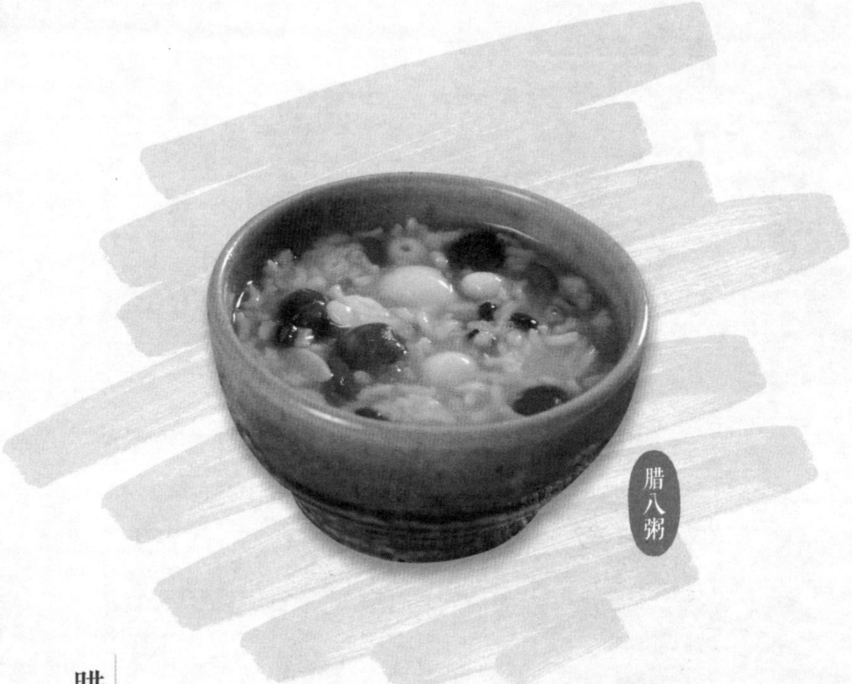

腊八粥

材料／糯米150克，红豆、绿豆各75克，红枣、莲子、核桃仁、花生仁、栗子各50克。

做法

1. 红豆、绿豆洗净，分别加清水，没过豆子4厘米，上火煮1小时至豆皮绽开，豆汤快熬干时即可；莲子洗净，去外皮，捅出莲心；栗子去内外两层皮，洗净；剥去核桃仁外皮，将桃仁掰成两半；花生仁放入沸水盆中浸泡10分钟，去红衣；红枣洗净去核；糯米洗净。

2. 锅内倒入清水，大火烧沸，放糯米、红豆、绿豆、莲子、栗子、核桃仁、花生仁、红枣煮沸，小火熬30分钟，熬至米烂粥稠即可。

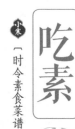

菜市场采购手记

白菜：十几年前的北方，一到冬天就有家家户户囤大白菜的场景。如今冬天能吃到的蔬菜种类越来越多，囤白菜的人也少了。其实应季蔬菜才最养人，冬天还是应该多吃大白菜。

胡萝卜：胡萝卜营养丰富，素有『小人参』之称，胡萝卜能增强人体免疫力，有抗癌、防止呼吸道感染的作用。十分适合冬季食用。

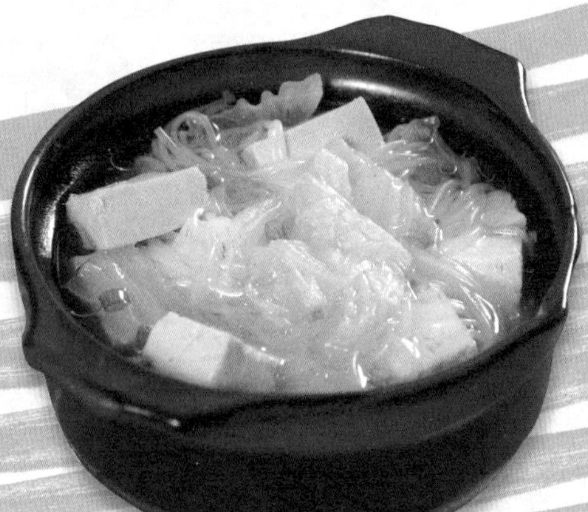

砂锅炖白菜豆腐

砂锅炖白菜豆腐

材料／豆腐 500 克，白菜叶、粉丝各适量。

调料／盐、味精、香油、大料、植物油、葱段、姜片、高汤各适量。

做法

1. 把豆腐洗净切成小块；白菜叶洗净撕成小片。

2. 炒锅内油烧至五成热，用葱段、姜片炝锅，加入高汤、盐、大料、豆腐、白菜叶、粉丝，煮沸后倒入砂锅，小火煲10分钟，出锅前加味精调味，淋香油出锅即可。

胡萝卜拌粉丝

材料/胡萝卜、粉丝各200克。
调料/白糖、酱油、香油、蒜瓣、盐各适量。

做法

1. 胡萝卜洗净，切成细丝，加盐搓软放入盘中；粉丝放沸水中焯熟，切成段，与胡萝卜丝一并放入盘中；蒜瓣去皮，洗净，切末备用。

2. 将适量白糖、酱油、香油、蒜末调和均匀，兑成味汁，淋在胡萝卜丝和粉丝上，拌匀即可食用。

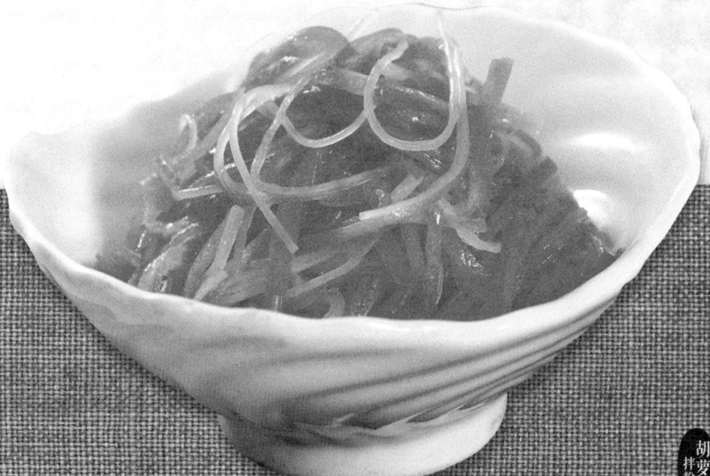

胡萝卜拌粉丝

大寒

公历一月二十日至二十一日

〔壹月〕

20–21

冰之初凝，水面而已，至此则彻上下皆凝。

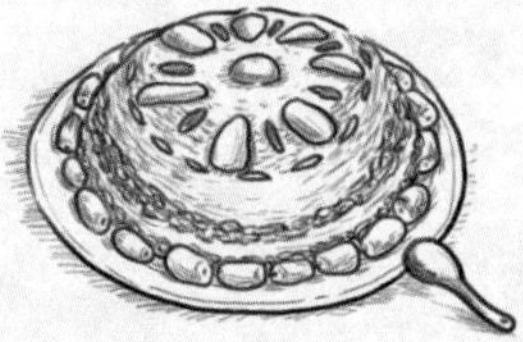

大寒节气的饮食原则

多食辛温食物：在这一年间最冷的时节里，人们在加强身体锻炼的同时，饮食方面更要多加注意。应多摄入富含糖类和脂肪的食物。此外，大寒期间是感冒等呼吸道传染性疾病的高发期，寒气容易刺激脆弱的呼吸道，引起呼吸道疾病。此时应适当多吃一些能驱风寒的食物，以防御风邪的侵扰。这个时节以温补为主，不妨多吃红色蔬果及辛温食物，如红辣椒、红枣、胡萝卜、樱桃、红色甜椒、红苹果等红色蔬果，能增加人体的热能，使体温升高，抵抗感冒病毒，加速身体康复。

藏热量：大寒养生的基本原则应以『藏热量』为主，植物的根茎是蕴藏能量的仓库，多吃根茎类的蔬菜，如芋头、红薯、山药、土豆、南瓜等，它们富含淀粉及多种维生素和矿物质，可快速提升人体的抗寒能力。

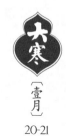

大寒

〔壹月〕

20-21

大寒气候

大寒是二十四节气中最后一个节气，每年1月20日前后太阳到达黄经300度时为大寒。此时，天气寒冷到极点，过了大寒，又迎来新一年的节气轮回。

大寒三候

一候鸡乳，二候征鸟厉疾，三候水泽腹坚。

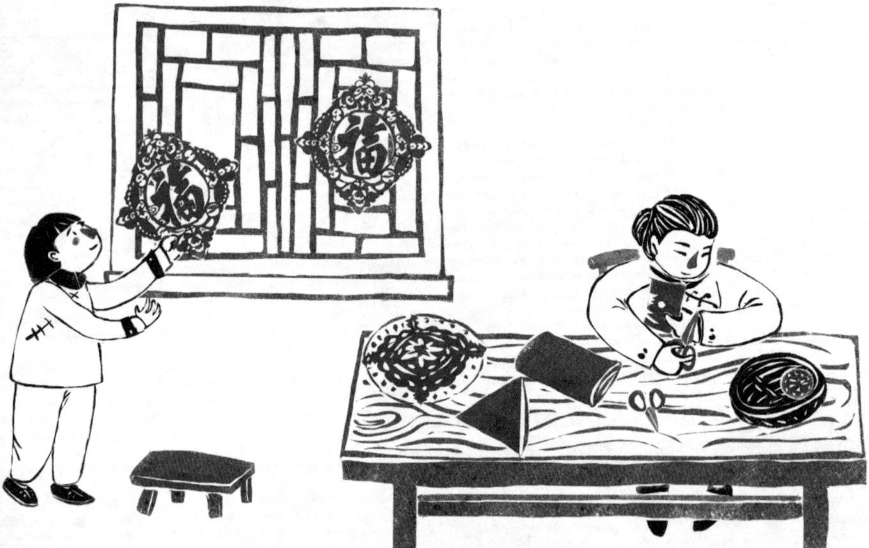

过了大寒，又是一年

大寒是一年里最后一个节气，民间素有“过了大寒，又是一年”的说法，故大寒也被称作小年、小岁。大部分地区都将农历腊月二十四定为小年，但北京、河南等地则习惯腊月二十三过小年。小年是相对于大年春节而设立的节日，因此民间对小年非常重视，在这一天也有多种多样的民间习俗。

祭灶：祭灶即祭拜灶神，也称灶王爷。相传灶王爷是玉皇大帝派到民间监察百姓言行是否端正的神，到年末的时候会重返天庭汇报一年的所见所闻，以便让玉皇大帝在下一年对百姓进行赏罚。民间为了祈福来年风调雨顺，会在灶王爷返回天庭之前，用各种美食祭奉。

扫尘：过了小年，距离春节就只剩下几天时间，过年的各种准备都要加紧开始。除了准备食材外，为了辞旧迎新，小年打扫卫生也成了必不可少的习俗。有一首歌谣生动形象地表现了从小年到春节的各种习俗：“二十三，糖瓜粘；二十四，扫房日；二十五，推糜黍；二十六，去吊肉；二十七，宰只鸡；二十八，把面发；二十九，蒸馒首；三十晚上守一宿，大年初一扭一扭。”

梳洗：“有钱没钱，剃头过年。”小年洗头、剪发也是固有传统。与扫尘类似，都有辞旧迎新，从头开始的寓意。

瑞雪兆丰年的来历

一直以来，农家就对大雪前后是否有雪非常看重，关于大雪降雪的谚语、俗语也有很多，如“大寒三白定丰年”，“大寒见三白，农人衣食足”，“一腊见三白，田公笑哈哈”以及“瑞雪兆丰年”等等。这些说法并非毫无科学依据，因为冬天是冬小麦的休眠期，北方春天很容易春旱。如果冬天下了大雪，就可以为土壤提供充足的水分，到来年春天小麦生长时就不必过于担心春旱了。因此大雪下雪预示着来年农业大丰收是较为准确的说法。

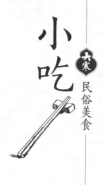

丰富多彩的大寒美食

大寒是一年的最后一个节气，全国各地庆祝大寒所吃的食物也各不相同。南京人在这一天要喝鸡汤，或者用各种食材做成羹汤用来滋补；南方大部分地区在大寒这天有吃糯米的习俗，希望用高热量的糯米来抵御寒冷；天津人在大寒前后会蒸腊米，即把大米蒸熟后，铺在席子上晒干，放进罐子封存，夏天再吃可以预防腹泻，对脾胃有益。北京人在大寒这天会一家人分吃年糕，既象征吉祥，也能驱散寒冷，所以又称“消寒糕”。

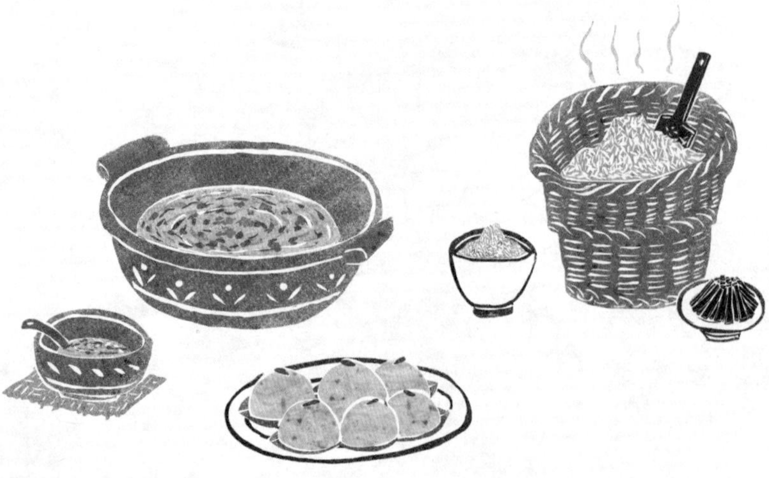

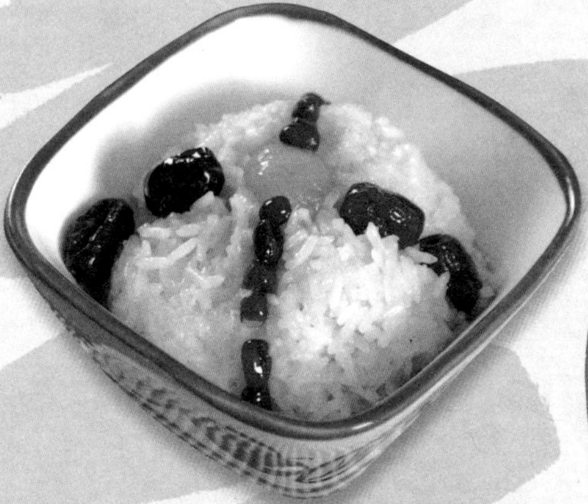

糯米红枣饭

糯米红枣饭

材料/糯米250克，红豆、红枣、桂圆肉各25克，白糖150克，植物油50克。

做法

1. 糯米淘净后，浸泡半小时，将水滤干。

2. 等植物油烧至四成热时，倒入糯米翻炒几分钟，再加少许水炒半分钟。

3. 加入红豆、红枣、桂圆肉、白糖拌匀，加适量水，大火煮沸，再翻炒至水干，最后用筷子在饭上戳几个小洞改小火焖半小时即可。

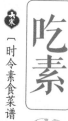

菜市场采购手记

地黄：早在一千多年前，中原地黄产区的百姓就将地黄腌制成咸菜，泡酒、泡茶。地黄适合阴虚发热、口干渴、阴伤便秘、咽喉干痛、月经不调等病症患者食用。

香菇：香菇味道鲜美，香气沁人，营养丰富，是高蛋白、低脂肪的营养保健食品。常吃香菇能提高机体免疫功能、防癌抗癌、降血压、降血脂、降胆固醇。

生地黄粥

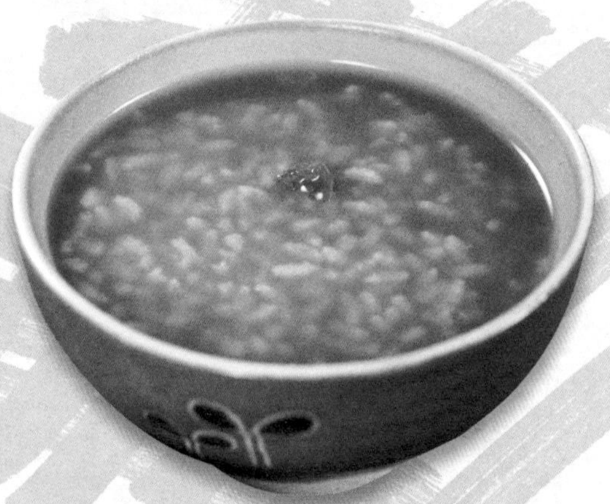

生地黄粥

材料 / 生地黄 10 克、大米 100 克、红枣适量。

做法

1. 将生地黄洗净，切片；红枣洗净，去核；大米淘洗干净。
2. 将生地黄、大米、红枣放入锅内，加600毫升水，大火烧沸，再改用小火煮40分钟即可。

胡萝卜煮香菇

材料/胡萝卜150克、干香菇50克。

调料/盐、白糖、高汤、植物油各适量。

做法

1. 将胡萝卜洗净，去皮，切小块；香菇洗净，放清水中泡发，切块备用。

2. 锅置火上，倒植物油烧热，放入胡萝卜、香菇翻炒，加入适量高汤，用中火略煮，待胡萝卜熟烂后，加入白糖、盐调味即可。

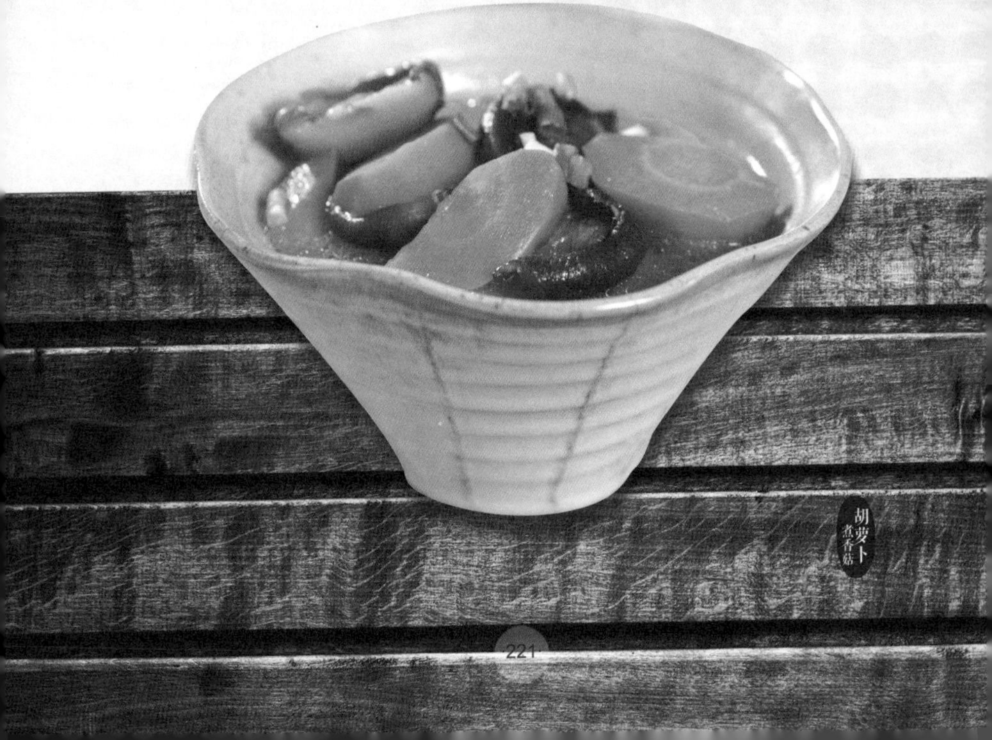

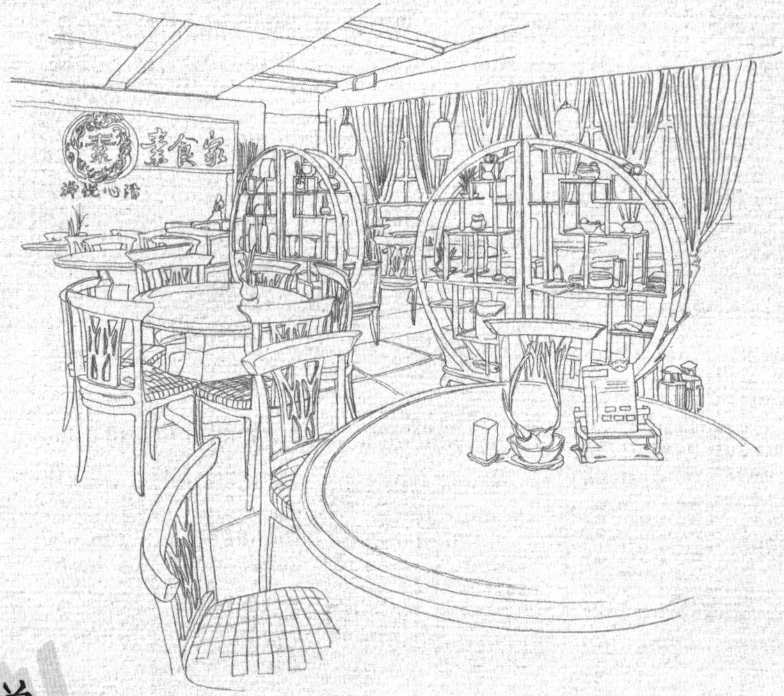

禅悦心语素食家

禅悦心语素食家是重庆市最大的素食馆之一，虽然目前还没有分店，但是在重庆素食爱好者的心目中却很有分量。禅悦心语的店面非常大，装修淡雅清新，一直向食客传达素食、护身、家园、养身、养心、养性等素食文化，并且主张吃素对环境生态的和谐与安宁有深远影响。禅悦心语素食家的仿荤素菜是店里的一大亮点，很多不吃素的人也非常喜欢来这里用餐。